우울을 지우는
마법의 식사

우울의 영양학

우울을 지우는
마법의 식사

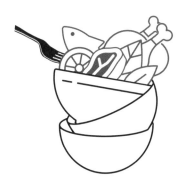

후지카와 도쿠미(정신과의사) 지음

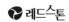 레드스톤

저는 정신과 의사로 클리닉을 운영하고 있습니다.

매일 환자들이 느끼는 마음의 문제를 보고 듣는 가운데 우리 의료가 영양섭취에 대해 너무 몰랐고 경시해왔다는 사실을 절실히 깨달았습니다. '나른해요' '몸이 무거워요' '너무 힘드네요' 같은 신체적 부조를 호소하는 사람의 상당수는 실제로는 주요 영양소가 충분히 채워지지 않았기 때문에 생긴 문제였던 것입니다.

'오히려 너무 많이 먹는 게 문제가 아닐까요?'

'배불리 먹고 있는데 어째서요?'

이런 생각을 하는 분도 분명 있을 것입니다. 그러나 영양은 '많이 먹는다'고 채워지는 것이 아닙니다. 많이 먹어도 필요한 영양소를 섭취하지 않으면 영양실조가 됩니다.

섭취하는 절대량이 적어서 생기는 영양실조를 가리켜 '양적인 영양실조'라고 말합니다. 입이 짧은 여성이나 고령자에게서 흔히 보이는 증상이지요.

한편 필요량은 채우는데도 영양부족으로 신체적 부조가 나타나는 것을 '질적인 영양실조'라고 말합니다. 정신적으로 좋지 않다고 호소하는 사람 중에는 바로 질적인 영양실조에 빠진 사람이 적지 않습니다.

질적인 영양실조라는 것은 '당질과다＋단백질 부족＋지방산 부족＋비타민 부족＋미네랄 부족'의 상태입니다. 평소 균형 잡힌 식사를 하지 않는 사람은 누구나 질적인 영양실조에 있다고 말할 수 있습니다.

일반적으로 정신과 의사는, 현대 사회를 살아가면서 느끼는 스트레스나 마음을 차분히 가라앉히는 방법에 대해서 말을 할 뿐 '단백질과 철분이 중요하다' '당질 섭취를 삼간다' 같은 영양학적 측면에서 접근하는 사람은 거의 없습니다.

그보다 애당초 정신과나 심료내과에서 어떤 치료가 이뤄지고 있는지 모르는 사람도 많을 테니, 여기서 잠시 간단히 설명해보겠습니다.

정신과에서 행해지는 일반적인 치료는 정신과 의사가 증상을 진단하고, 그에 따른 약을 처방하는 약물치료, 거기에 더하여 심리요법이나 인지행동요법을 병행합니다. 또 외래와 입원치료가 있는데, 클리닉은 외래로 병에 대한 치료나 조언, 지원을 하는 곳입니다. 클리닉에 따라서는 주간보호(day care) 같은 특별 프로그램을 실시하는 곳도 있습니다.

저도 개원 초기에는 이 같은 기본적인 치료를 했습니다. 그런데 어찌된 영문인지 이런 치료를 꾸준히 해도 환자들의 증상이 좀처럼 개선되지 않았습니다.

병이 낫는 것을 '완치'라고 합니다. 그런데 우울병 같은 정신질환은 완치하기가 상당히 어려워 '증상완화(관해 寬解)' 상태를 목표로 합니다. 약의 복용을 중단했는데도 증상이 나타나지 않는다면 완치이고, 약을 끊을 수 없지만 약으로 증상을 제어할 수 있는 상태가 바로 증상완화입니다.

완화라는 상태는 질병의 증상이 좋아져 평온한 상태를 말하기에 정신과 치료에서는 적절히 약을 쓰면서 그 상태를 유지합니다.

그러나 저는 이런 일반적인 정신과 치료에 의문을 느껴 왔습니다. 완화 정도로 만족하지 않는 환자들의 경우 완치를 목표로 정신과 치료약을 찾아 이곳저곳 병원을 전전하는 또 다른 의존증을 낳는 측면도 있기 때문입니다.

저는 완치를 목표로 정신과 치료에 영양요법을 도입하였습니다. 단지 보완적 차원이 아니라 그것을 기본적인 토대로 하여 치료가 이뤄집니다. 건강하게 살아가는 데 탄탄한 토대가 되는 영양소를 확실히 섭취하는 것입니다. 그 토대가 우리를 단단히 받쳐주지 않는다면 약물요법은 물론 그 밖의 치료법도 효과를 얻지 못합니다.

영양요법에 대한 이론과 실천에 대해서는 저의 책《우울·공황은 '철'부족이 원인이었다》에서 상세히 설명했습니다. 그 책을 읽은 독자로부터 영양에 관한 폭넓은 지식을 얻었다는 말씀을 듣고 또 많은 분들이 우리 클리닉을 찾아와 진료를 받고 있습니다. 우리 클리닉은 히로시마에 있는데, 멀리 주고쿠 지방의 다른 현에서 오시는 분들도 있습니다.

우리 클리닉에서 실시하는 영양지도는 분자영양학에 기초하여 프로테인이나 비타민제 같은 건강보조식품을 투여하는 '메가비타민 요법'을 중심으로 하고 있습니다. 가장 중요하게 생각하는 것은 반드시 먹어야 하는 비타민과 미네랄이 무엇인지를 지도하고 그 밖의 건강보조식품을 증상에 따라서 조합하는 것입니다. 치료 방법에 대해서는《분자영양학에 의한 치료, 증례집》이라는 책에서 설명하고 있습니다.

한편 '병원에 갈 정도는 아닌데 왠지 몸이 힘들다'고 말씀하시는 분들에게는 SNS를 통해 문의를 받고 있습니다. 몸과 마음이 '나른하고 무겁다, 힘들다'는 증상은 어쩌면 이미 병이 있어 진찰이 필요한 것일지도 모릅니다만, 제가 책이나 페이스북을 통해 알리는 정보를 읽고 각자가 건강보조식품을 먹거나 식사 내용을 돌아본 결과 꽤 좋아졌다거나 건강해졌다는 말도 듣고 있습니다.

저의 영양요법은 프로테인이나 비타민제 같은 건강보

조식품 없이는 성립되지 않습니다. 그렇다고 하여 건강보조식품을 먹으면 그것으로 모든 게 해결되는 것도 아닙니다. 당연한 말이지만, 식사도 매우 중요합니다. 풍요로운 인생을 살아가기 위해서는 '먹는 즐거움'과 '건강'을 양립시키는 것이 이상적입니다. 왠지 모르게 신체적 부조를 느끼는 질병 예비군에 속해 있는 사람들은 우선 어떤 식사를 하고 있는지를 충분히 검토하고서 적절한 건강보조식품을 보완하는 것이 왕도입니다.

'구체적으로 무엇을 먹으면 좋을까요?'라는 질문도 자주 받습니다. 저 역시도 당질을 삼가고 단백질을 충분히 섭취하기 위해 여러 음식에 도전해왔습니다. '고기가 싫다''당질을 끊을 수 없다''건강보조식품은 질색이다'……, 이런 고민을 가진 사람들의 라이프스타일을 묻고 '이런 식사라면 적절히 영양을 섭취할 수 있다'고 조언을 해왔습니다.

일본인 100명 중 3~7명 비율로 우울을 경험합니다. (한국인은 100명중 5명 이상이 우울증을 경험한다. 여성 6.9%, 남성 3.0%가 평생 한 번은 우울병을 겪는다.) 어느 조사에서는 우울병을 포함하여 기분장애를 겪는 환자가 최근 몇 년간 급속히 증가하고 있다는 내용의 글이 게재되어 있습니다.

우울병이 증가 추세에 있다면 우울병을 눈앞에 둔 '우울병 예비군'도 상당수에 이르고 있다고 예상할 수 있습니다.

사소한 일로 기분이 나빠진다, 무슨 일을 하려고 해도 의욕이 생기지 않는다, 짜증이 나서 주위에 화풀이를 한다, 아침에 개운한 컨디션으로 일어날 수 없다, 스트레스를 느끼면 폭식한다…… 이런 것은 비록 병은 아니지만 '나른하다, 묵직하다, 힘들다' 같은 심신이 다운된 상태로 고민하는 사람은 많습니다.

이 책에서는 우울병 환자는 물론, 우울병 예비군의 이러한 상태가 그대로 진행되어 우울병이 되지 않기 위해서는 무엇을 어떻게 먹을지를 고민하고, 건강보조식품 섭취로 상쾌하게 살아갈 수 있는 조언을 함께 담고 있습니다. 또한 우리 클리닉의 환자에게도 보이는 '마음이 편안해졌다' '기운이 팔팔해졌다'는 좋아진 임상 사례도 다수 소개하려고 합니다.

식사하는 방법이나 영양의 섭취 방법은 당신이 기대하는 이상으로 마음 건강에 큰 영향을 미칩니다. 더위를 먹지도 말고, 우울한 기분 따윈 툴툴 털어내고서 상쾌하고 건강하게 살아보십시다.

제2장 우울을 지우는 식사
– 밝게 맛있게 먹는 습관

제5장 영양개선에 의한 치료사례집

제1장

우울을 지우는 식사

— 고기를 많이 먹자

제1장에서는 '많이 먹는다'는 주제로 어떤 식품을 먹으면 '나른하다, 묵직하다, 힘들다'고 하는 신체적 부조를 해소할 수 있는지에 대하여 설명합니다. 매일 일정량 이상을 챙겨 먹어야 하는 식품에 대한 이야기입니다. 우리 클리닉에서 지도하는 영양요법은 단백질과 철을 충분히 섭취하는 것을 기본으로 합니다. 육류에는 단백질도 철도 풍부하게 들어 있습니다.

고기라면 좀 먹고 있다고 자신 있게 말하는 사람조차도 구체적으로 얼마나 먹는지 그 양을 물어보면 턱없이 부족한 경우가 태반입니다. 그러니 입이 짧은 여성은 말할 것도 없이 우리 몸이 필요로 하는 단백질 양에 도저히 미치지 못합니다. 그렇다면 어떻게 하면 '충분히' 먹을 수 있을까요? 그 방법도 같이 설명합니다.

단백질을 충분히 섭취하자

생명활동에 단백질이 가장 중요하다

가장 먼저 많이 먹어야 하는 것은 단백질 식품입니다. 단백질은 영어로 프로테인(Protein)이라고 하는데, 그리스어의 '제일이 되는 것'에서 유래했습니다. 말하자면, 생명활동에 있어 가장 중요한 것으로 무엇보다 우선하여 늘려야 하는 영양소입니다.

인체의 근육이나 뼈, 피부, 장기, 머리카락 등은 단백질로 만들어져 있다는 사실은 다들 알고 있습니다. 그뿐만이 아닙니다. 혈액, 대사효소, 소화효소, 호르몬도 단백질을 원료로 합니다. 혈액 안에서 영양소를 운반하거나 체내에서 일어나는 화학반응의 촉매 역할을 맡는 대사효소가 되거나 생체의 항상성을 유지하는 호르몬, 뼈대를 만드는 섬유상 단백질이 되는 등 단백질은 몸속에서 여러 가지 역할을 맡고 있습니다.

이처럼 기본적인 생명유지에 없어서는 안 되는 단백질은 마음 건강에도 직접적인 영향을 미치고 있습니다. 그것은 단백질이 신경전달물질의 원료가 되기 때문입니다.

신경전달물질이란, 뇌 속 신경세포들 사이에서 정보 전달을 맡는 물질입니다. 마음을 차분하게 가라앉히는 작용을 하는 세로토닌, 기쁨을 느끼게 하는 도파민…… 이 같은 신경전달물질은 단백질이 부족하면 충분히 만들어지지 않아서 마음 상태에도 큰 영향을 미칩니다.

또한 글루탐산(glutamic acid), 감마 아미노낙산(γ-aminobutyric acid), 글리신(Glycine) 같은 몇몇 아미노산은 그 아미노산 자체가 신경전달물질로서의 역할도 맡고 있다는 사실이 이미 밝혀졌습니다. 우울증은 신경전달물질이 부족하여 원활히 제 기능을 하지 못하는 탓으로 일어나는데, 그것은 단백질 부족에서 오는 경우가 많습니다.

따라서 아이는 물론 어른도 늘 몸에 단백질을 공급하지 않으면 안 됩니다. '아이는 성장해야 하니 당연히 단백질이 필요하겠지만 어른은 이미 근육도 뼈도 형성된 뒤라서 소량으로 충분하지 않을까?'라고 생각하는 사람도 있을지 모르지만 그 생각은 틀렸습니다.

몸을 만드는 근육이나 뼈 등의 단백질은 늘 분해되어 새로운 단백질로 만들어집니다. 그 재료의 공급이 끊기면 근육이나 뼈의 단백질은 오로지 분해되기만 할 뿐이라서 체내에서 각종 다양한 작용을 하는 단백질은 부족해집니다.

매일 분해와 합성을 반복하는 단백질

체내 단백질은 분해와 합성을 반복하면서 오래된 세포가 새로운 세포로 대체됩니다. 간장의 단백질은 대략 2주, 적혈구는 120일, 근육의 단백질은 180일로 그 절반이 새로운 것으로 대체됩니다. 이것을 '반감기'라고 하는데, 새로운 단백질로 대체되는 과정에서 체내 단백질은 감소할 수밖에 없습니다.

어른의 몸속에서는 1일 200~300g의 단백질이 분해되고 그 가운데 50~70g은 하루 중 식사로 섭취해야만 합니다. 그것이 필요한 단백질 양입니다. (그 사람의 증상이나 목적에 따라서는 더 많은 단백질이 필요합니다.) 단백질을 섭취하고 싶어도 그렇게 많은 양의 고기를 먹을 수 없다고 말하는 사람도 있을 것입니다. 그런데 사실 고기를 많이 못먹는 것도 단백질 부족이 원인입니다.

먼저, 위나 장 같은 소화기 자체가 단백질로 만들어져 있어서 본래 재료가 부족하면 애초부터 위장이 건강하게 제 기능을 하지 못합니다. 또한 단백질이 부족하면 소화 효소도 부족하여 전반적인 소화 흡수력이 저하됩니다. 단백질 부족이 원인으로 고기(단백질)를 먹을 수 없고 그것이 다시 단백질 부족을 초래하는 악순환에 빠지게 되는 것입니다.

따라서 처음에는 프로테인을 적은 양이라도 추가하여 단백질을 꾸준히 먹으면 위장이 힘을 키워 더 많은 고기를 먹을 수 있게 됩니다.

동물성 단백질이 효율적이다

단백질은 20종류의 아미노산이 결합하여 만들어집니다. 아미노산 중에는 몸속에서 합성되지 않아서 반드시 음식물을 통해 얻지 않으면 안 되는 것도 있습니다. 이것은 '필수 아미노산'이라고 불리는 것으로, 어른은 아이소루이신(isoleucine), 라이신(lysine), 트립토판(tryptophan), 류신(leucine), 메티오닌(methionine), 페닐알라닌(phenylalanine), 히스티딘(Histidine), 트레오닌(threonine), 발린(valine)의 9종류이고, 아이는 여기에 아르지닌(arginine)을 추가한 10종류가 있습니다.

필수 아미노산은 9종류 중 단 한 가지라도 필요량을 채우지 못하는 것이 있으면 가장 적은 아미노산에 준한 양밖에 단백질이 만들어지지 않습니다. 그래서 불균형하게 다량으로 섭취한 아미노산은 전부 무용지물이 되어버립니다.

이 메커니즘은 '통 이론'으로 쉽게 이해할 수 있습니다.

한 가지 필수 아미노산을 1장의 나무판자로 보고 29쪽의 그림처럼 그릴 수 있습니다. 모든 아미노산이 채워지면 통은 높아지고 통 안에는 물(=단백질)로 채워집니다. 그러나 어느 한 가지라도 부족해지면 나무판자 한 장의 높이가 낮아지고 그 통은 물(단백질)을 가득 채울 수 없습니다.

모든 9종류의 필수 아미노산이 균형 잡혀 있다면 충분한 단백질이 생성됩니다.

통 이론을 알면 여러 아미노산을 균형적으로 적극적으로 섭취하는 의미를 이해할 수 있습니다. 단백질이 균형적으로 그리고 더 많이 들어 있는 음식을 선택하거나 아니면 들어 있는 아미노산의 종류를 견주어보고 잘 조합하여 섭취하는 것이 중요합니다.

단백질은 가장 필요한 영양소로, 보다 많이 먹기 위해서는 효과적으로 섭취하는 방법을 생각해야만 합니다. '배만 부르면 된다'는 생각에서 쓸데없는 것을 먹고 정작 중요한 것은 먹지 않는다면 결국에는 질적인 영양실조에 빠지게 됩니다.

아미노산의 통 이론

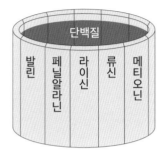

충분한 단백질을 생성한다

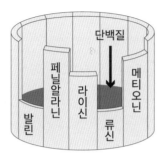

충분한 단백질을 생성할 수 없다

단백가(Protein score)로 비교하자

단백질은 크게 나눠 동물성 단백질과 식물성 단백질이 있습니다. 그 두 가지 단백질을 균형적으로 섭취하라고 권하기도 하지만, 저는 동물성 단백질을 많이 섭취해야 한다는 주장에 손을 들어주고 싶습니다. 콩 같은 식물성 단백질도 나쁘지 않지만, 함유되어 있는 단백질의 양과 질을 생각한다면 비효율적이기 때문입니다.

단백질을 효율적으로 섭취하기 위해서는 그 식품에 어느 정도의 비율로 단백질이 들어 있는지를 알 필요가 있습니다. 그 지표가 되는 것이 '단백가(protein score)'입니다. '아미노산가(amino acid score)'라는 지표도 있어 혼동하기 쉽지만 이 두 가지는 약간 다릅니다.

단백가라는 것은 1957년에 유엔식량농업기구(FAO)에 의해 제시된 식품 속 단백질의 품질을 평가하기 위한 지표로, 계란 및 우유의 아미노산 조성에서 가져왔습니다. 그 이후에 단백가로는 영양섭취라는 목표 달성이 어렵다는 판단을 하여 아미노산가로 목표 수치를 완화했습니다.

단백가와 아미노산가를 비교하면, 아미노산가의 수치가 높게 나오는 식품이 많다는 것을 알 수 있습니다.(32쪽 참조)

더욱이 일반적으로 아미노산가가 더 널리 알려져 있어 개정된 새로운 지표를 채용해야 한다는 생각도 갖고 있습니다.

제가 존경하고, 영양요법의 기본으로 삼고 있는 '메가비타민 요법·미츠이시 이론'의 창시자인 미츠이시 이와오(三石巖) 박사는 단백가를 중시해야 한다고 말합니다. 저역시도 아미노산가는 육류가 모두 100이거나 콩의 수치가 꽤 높거나 하여 다소 기준이 안이하다고 생각합니다.

따라서 이 책에서는 단백가로 필요한 단백질량을 기준하고 있습니다.

단백가로 보면 식물성 단백질에 비하여 동물성 단백질이 압도적으로 높다는 것을 알 수 있습니다. 단백가 100을 나타내는 것은 계란과 바지락뿐입니다. 육류는 100에는 못 미치지만 모두 높은 수준입니다.

한편 식물성 단백질은 단백가가 비교적 낮습니다. 그래서 필요한 양의 단백질을 섭취하기 위해서는 많이 먹어야만 합니다. 예컨대 1일 필요한 단백질을 두부로 섭취하려고 하면 1식 2모×3회(총 6모)의 양이 필요합니다. 하지만 그렇게 많은 양을 먹는 것은 무리가 아닐까요?

단백질 10g을 섭취하기 위해서는 어느 정도의 양을 먹어야 할까요? 33쪽에 단백가로 환산한 표를 게재하였으니 참고로 봐주세요.

세 번째 표(34쪽)는 1일에 어느 정도의 단백질이 필요한지를 표로 작성한 것입니다. 후생노동성의 기준치로 체중 50kg인 사람이 건강유지를 위해 필요한 단백질은 1일 50g으로 정해져 있습니다. 근육을 단련하는 사람이나 아름다운 피부·안티에이징을 목표로 하는 사람, 난치병 치료 중인 사람이라면 1일에 최저 100g 정도는 필요합니다.

단백가와 아미노산가 비교표

	단백가	아미노산가
계란	100	100
바지락	100	100
닭간	96	100
돼지간	94	100
정어리	91	100
닭고기	90	100
양고기	90	100
청새치	89	100
전갱이	89	100
소간	88	100
오징어	86	71
닭고기	85	100
치즈	83	92
소고기	79	100
흰쌀	78	65
우유	74	100
새우	73	71
게	72	81

문어	72	71
연어	66	100
밀가루	56	41
콩	56	86

단백질 10g을 섭취하기 위한 필요량

소고기 65g	전갱이 56g	콘프레이크 690g
돼지고기 83g	청새치 48g	쌀밥 650g
닭고기 55g	새우 86g	식빵 280g
양고기 68g	명란젓 60g	우동 690g
치즈 50g	계란 79g(1.5개)	메밀국수 360g
정어리 63g	된장 160g	오트밀 100g
연어 58g	두부 330g	감자 1097g
꽁치 52g	우유 470g	

단백질의 식사 섭취 기준

(추정 평균 필요량, 권장량 g/일)

출전 : 후생노동성 '일본인의 식사섭취기준'(2015년판)에서 작성

성별	남성		여성	
연령	추정평균 필요량	권장량	추정평균 필요량	권장량
1~2(세)	15	20	15	20
3~5(세)	20	25	20	25
6~7(세)	25	35	25	30
8~9(세)	35	40	30	40
10~11(세)	40	50	40	50
12~14(세)	50	60	45	55
15~17(세)	50	65	45	55
18~29(세)	50	60	40	50
30~49(세)	50	60	40	50
50~69(세)	50	60	40	50
70 이상(세)	50	60	40	50
임산부(추가량)				
초기			+0	+0
중기			+5	+10
후기			+20	+25
수유기(추가량)			+15	+20

여성은 철을 꾸준히 섭취하라

여성의 우울·공황은 '철 부족'이 원인

단백질을 섭취하는 것과 함께 제가 치료의 주축으로 생각하는 것은 철을 충분히 섭취하는 것입니다. 저의 전작에서도 자세히 설명하였는데, 여성의 우울이나 공황장애에서 보이는 증상 대부분은 체내에 철분이 부족하여 생깁니다.

건강검진을 받고 빈혈이라고 진단을 받을 때는 혈중 헤모글로빈 수치를 보지만, 사실 철 부족인지를 알기 위해서는 '페리틴 수치'를 측정할 필요가 있습니다.

페리틴은 철과 결합되어 있는 단백질의 일종입니다. 신체 조직인 세포질에 있고, 페리틴 수치는 그 사람이 유지하는 철의 양을 나타냅니다. 예컨대 헤모글로빈 수치는 지갑 안에 있는 돈이고, 페리틴 수치는 통장(은행계좌)에 있는 돈이라고 생각하면 쉽게 이해할 수 있을 것입니다.

우리 클리닉에서 우울·공황장애로 증상을 호소하는 대다수 여성은 이 페리틴 수치가 현저히 낮았습니다. '잠재성 철 결핍증'이라는 증상은 우울과 같은 증상을 보이는데 어쩌면 우울병이라고 생각하는 사람 중 잠재성 철 결핍증도 많을 것이라고 봅니다. 잠재성 철 결핍증이 원인으로 우울이나 공황장애에 이르는 경우도 있는 것입니다.

대체로 여성들 대다수가 페리틴 수치가 낮다는 것이 문제입니다. 병원에 갈 정도는 아니라 하지만 몸이 나른하다, 무겁고 힘들다, 짜증나고 두통이 있다, 기력이 없다는 부정수소(不定愁訴, 원인을 알 수 없지만 몸이 아프다고 호소하는 것)는 철 부족이 그 영향일 가능성이 큽니다.

특히 월경이 있는 시기의 젊은 여성은 매월 혈액과 함께 철분이 배출되어 만성적으로 심각한 철 부족에 빠집니다. 제5장에서 증상 치료사례로도 소개하였는데, 단백질과 철을 보완함으로써 우울이나 공황장애의 증상이 말끔히 사라진 사람도 매우 많았습니다.

많은 여성이 철 부족

여기서 여성의 철 부족 상황에 대하여 살펴보려고 합니다.

20~49세 여성의 페리틴 수치를 나타낸 것이 다음의 표입니다. 연령별 페리틴 수치를 볼 수 있는데, 철분제 투여 중인 사람이나 임신 중인 사람은 제외하였습니다.

일본인 여성(20~49세)의 페리틴 수치

(단위: %)

페리틴	20~29세	30~39세	40~49세
~10	23.5	32.7	35.7
10~30	43.4	38.8	34.4
30~50	17.1	19.0	14.9
50~100	20.8	8.2	16.9
100~	0	0.3	1.9

(2008년 후생노동성 '국민건강·영양조사'에서 발췌)

이것을 보더라도 여성은 20~40대 모든 연령대에서 페리틴 수치가 30 이하인 사람이 70~80%에 이른다는 것을 알 수 있습니다. 페리틴 수치 30 이하는 심한 정도의 철 부족입니다. 또한 철이 충분히 채워진 사람(페리틴 수치 100 이상)을 나타내는 것은 20대에는 0이고 그 외의 세대도 현저히 적습니다.

우리 클리닉에서는 진료를 받은 대다수 여성 환자의 페리틴 수치를 측정하고 있습니다. 초진 때의 페리틴 수치는 다음과 같습니다.

우리 클리닉에서 진료 받은 15~50세 여성 환자(총 217명 측정값)

페리틴 수치 10 이하 : 87명, 40.1%

페리틴 수치 11~30 : 79명, 36.4%

페리틴 수치 31 이상 : 51명, 23.5%

역시 전국적인 조사와 마찬가지로 페리틴 수치가 낮은, 결국 철 부족이라는 것을 알 수 있습니다.

한편 50세가 넘은 여성의 페리틴 수치는 어떨까요? 마찬가지로 후생노동성의 조사로 살펴보지요.

일본인 여성(50세 이상)의 페리틴

(단위: %)

페리틴	50~59세	60~69세	70세~
~10	9.0	2.4	6.2
10~30	15.8	9.1	19.7
30~50	20.6	18.6	19.0
50~100	35.9	41.6	32.7
100~	18.6	28.3	24.6

(2008년 후생노동성 '국민건강·영양조사'에서 발췌)

50세 이상의 여성은 가장 심각한 정도의 철 부족은 많지 않다는 결과를 알 수 있습니다. 월경이나 임신, 출산으로 철을 잃는 일이 없다는 것이 큰 이유일 것입니다. 그렇다고 하더라도 페리틴 수치가 30~50에 이르는 중간 정도로 철 부족인 사람은 많습니다.

우리 클리닉에서 진료를 받는 51세 이상의 여성 환자의 페리틴 수치도 전국적인 조사와 비슷한 비율을 보였습니다.

우리 클리닉에서 진료 받은 51세 이상의 여성 환자

페리틴 수치 10 이하 : 4%

페리틴 수치 11~30 : 16%

페리틴 수치 31 이상 : 80%

이 같은 결과를 보더라도 여성의 철 부족, 특히 월경이 있는 시기의 여성에게 철 부족은 매우 뚜렷하다는 것을 알 수 있습니다. 그러나 지금 국가 차원에서 어떤 대책도 마련되어 있지 않습니다.

서구 국가에서는 철분 보급을 위한 대책이 있다

일본 여성이 철 부족 상태가 된 원인은 식생활에서 찾을 수 있습니다. 토양에 든 미네랄이 감소한 탓으로 농작물로 섭취할 수 있는 철분도 감소했습니다.

한편 다른 나라의 여성, 특히 서구의 여성들은 철 부족인 경우를 거의 찾아볼 수 없습니다. 구미에서는 철분이 다량 함유되어 있는 고기를 일본인의 3배는 더 먹고 있습

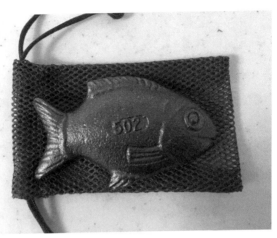

캄보디아 '행운의 철 물고기'

니다. 또한 구미를 중심으로 한 50여 개국의 국가에서는 밀가루에 아예 철을 첨가하는 등 철을 보급하기 위한 대책이 마련되어 있습니다. 그 이유는 1940년대에 철 결핍성 빈혈이 많아서 그 대응에 어려움을 겪었던 시대가 있었기 때문입니다. 이 대책 덕분에 지금은 철 부족을 일으키는 빈도가 감소했다고 볼 수 있습니다.

쌀과 생선을 중심으로 식사를 하는 캄보디아에서는 철 부족을 문제시하여 요리를 할 때에 냄비 안에 넣는 철 덩어리를 만들었습니다. 그러나 냄비에 철을 넣는 걸 꺼려 생각처럼 널리 보급되지 않았습니다. 그래서 철 덩어리를 귀여운 생선 모양으로 만들었습니다. 그들에게 생선은 '신의 선물'이라는 이미지가 있어서 귀여운 디자인의 철 덩어리는 아무 일 없이 널리 퍼져나갔습니다.

이렇듯 세계 여러 국가에서는 철 부족을 개선하기 위해 다양한 대책을 마련하고 있습니다. 우리는 의식적으로 목표를 가지고 철을 섭취할 필요가 있습니다.

철 부족이 심각한 현대 여성

일본의 여성 대다수는 철이 부족한 상태이지만 구미의 여성들은 철이 충분합니다. 그 가장 큰 원인으로 꼽을 수 있는 것이 고기의 섭취량이 전혀 다르다는 것입니다. 구미의 육류 섭취량이 일본의 약 3배나 됩니다. 일본인 중에도 남성은 여성보다 고기를 많이 먹는 경향이 있어서 남성의 철 부족은 매우 드뭅니다. 그래도 우리 클리닉을 찾은 남성 중 철 부족 증상을 보이는 경우는 대개 채식주의가 그 원인입니다. 물론 구미의 남성도 채식주의자라면 철 부족을 일으킵니다.

이 같은 철 부족을 해소하기 위해 먹어야 하는 식품은 말할 필요없이 '고기'입니다.

물론 야채에도 미네랄이 있고, 톳이나 푸룬을 먹고 있으니 문제없다고 생각하는 사람도 있을지 모르지만, 이들 식품으로는 철을 전혀 섭취할 수 없습니다.

후생노동성의 〈국민영양조사〉에 의하면, 일본인의 철 섭취량은 약 60년 전인 1950년의 약 6분의 1로 감소하였습니다. 한편 가공식품을 먹는 일이 증가하였는데, 원래 식재료에 들어 있던 비타민이나 미네랄은 가공식품으로 가공된 시점에 사라져 버립니다. 곡물도 거의 정제되어서 마그네슘이나 아연, 철도 잃어버립니다. 철분이 풍부한 간도 먹지 않게 되었습니다. 과거 귀중한 철과 단백질을 보급해주던 고래 고기는 지금은 먹을 수 없게 되었고, 고기도 냉동으로 얼리면 비타민이 줄어듭니다.

톳에 철분이 많다는 얘기도 있는데 그것은 옛날에 철 냄비를 이용해 끓였기 때문입니다. 삶은 톳의 철분 함유량은 9분의 1까지 줄었다고 합니다. 일본의 남부지방에서 사용하는 철 주전자를 사용한 차에는 철이 녹아 있습니다. 그런데 지금은 철제 조리기구도 사라지고 없습니다.

철분은 시금치에 의존할 수 없다

환자 중에는 '시금치에 철분이 많다고 해서 충분히 먹었는데 철 부족이라니요!'라며 놀라는 사람도 있습니다. 앞에서도 말했지만, 식물에 들어 있는 철분은 소량인데다 그 함유량도 옛날보다 감소하였습니다.

고기나 생선에 들어 있는 철은 주로 '헴철'인데, 시금치는 '비헴철'입니다. 비헴철의 흡수율은 헴철의 10분의 1에 불과하여 현저히 낮습니다. 시금치만으로 필요한 철을 섭취하기 위해서는 매일 양동이 4개 분량의 시금치를 먹어야 한다는 계산이 되는데, 실제로 흡수율도 낮아서 그 이상의 양이 필요합니다.

헴철은 고기·생선 등의 동물성 식품에 들어 있고 그 중에서도 간, 소고기, 다랑어나 참치 등의 붉은살 생선에 대량으로 들어 있습니다. 헴철은 고기·생선 등의 동물성 식품에 많습니다.

한편 비헴철은 시금치나 유채를 비롯한 야채, 곡물, 푸룬 등의 과실, 톳에 들어 있습니다. 계란에는 헴철은 물론 비헴철도 들어 있습니다.

식물성인 비헴철의 흡수율은 1~5%로 낮지만 동물성인 헴철의 흡수율은 10~20%로 비헴철보다 헴철의 흡수율이 높습니다.

시금치나 푸룬은 철분이 많다고 하지만 비헴철을 함유한 식물성 식품만으로는 아무래도 철 부족이 됩니다. 하물며 비헴철은 장에서 흡수될 때 야채에 들어 있는 식이섬유나 현미에 들어 있는 피트산(Phytic Acid), 커피나 차에 들어 있는 타닌의 작용으로 흡수가 더욱 낮아집니다. 위벽이나 장도 탈이 나기 쉽습니다.

한편 헴철은 철 이온이 포르피린환(環)에 둘러싸여 있어서 식이섬유나 타닌에 의해 방해받지 않고 흡수가 잘됩니다. 위벽이나 장도 좀처럼 탈이 나지 않습니다. 게다가 힘옥시게나제(heme Oxygenase)라는 효소의 작용으로 흡수량이 조절되기 때문에 철의 과잉 섭취도 되기 어렵다는 이점도 있습니다.

철의 과잉 섭취에 대해서는 제2장에서도 설명하겠지만, 경구로 섭취하는 한 걱정할 이유가 없습니다. 의학서에서는 판에 박은 듯 철의 과잉 섭취를 걱정하는데 그것은 철을 주사로 맞았을 때의 일입니다. 그럼에도 철분의 과잉 섭취를 두려워하기 때문에 철 부족의 문제가 가속화되고 있다고 볼 수 있습니다.

철의 여러 가지 기능

철 부족은 '빈혈'만 문제시되지만, 사실 철은 '혈액의 적혈구 합성'이라는 역할 외에도 중요한 몇 가지 역할을 맡고 있습니다.

먼저, 철은 신경전달물질인 세로토닌이나 도파민을 만들 때에 보조적으로 필요한 인자입니다.

우울병이 일어나는 원인 중 하나로 신경전달물질인 세로토닌이나 도파민, 노르아드레날린의 감소를 꼽을 수 있습니다. 이들 물질은 모노아민계(Monoamine) 신경전달물질로 불리는데, 세로토닌은 마음을 안정시키고 노르아드레날린은 의욕을 만들고 도파민은 쾌락을 만드는 작용을 합니다. 철은 이들 신경전달물질을 만들 때에 필요한 물질입니다.

다음으로, 철은 체내에서 발생하는 활성산소를 제거

하는 역할도 가지고 있습니다. 활성산소는 체내에서 좋은 작용도 하지만 너무 많아지면 역시 건강에 좋지 않습니다. 철은 이처럼 과잉으로 발생한 활성산소로부터 우리 몸을 지켜주는 강인한 항산화물질인 카탈라아제(Katalase)라는 효소의 작용에도 관여합니다.

제3장에서도 자세히 설명할 예정인데, 신체의 에너지를 만드는 에너지 대사의 최종단계에서 전자전달에 철은 없어서는 안 됩니다. 이 같은 기본적인 생명활동과 에너지 대사에 철은 없어서는 안 된다는 사실을 꼭 기억해주세요.

어떤 고기를 어떻게 먹으면 좋을까?

고기는 적어도 매일 200g을 먹는다

단백질을 섭취하기 위해서는 단백가가 높은 식품을 섭취할 필요가 있습니다. 그리고 단백가가 높은 식품은 고기, 계란, 생선이라는 사실을 이해했습니다. 또한 '철'이라는 중요한 영양소를 확실히 섭취하기 위해서는 역시 고기를 먹을 필요가 있다는 사실도 이해했을 것입니다.

생선의 단백질도 좋지만, 철이 함유되어 있는 것은 붉은 살이라서 흰살 생선에 철을 기대할 수는 없고, 생선의 섭취만으로 필요한 단백질량을 채우기 어렵습니다. 생선은 먹을 수 있는 부위도 적어서 먹는다고 해도 실제로 그리 많은 양을 먹을 수 없습니다.

그렇다면 저녁 반찬으로 꽁치 한 마리를 먹었다고 가정해볼까요. 꽁치 한 마리는 100~130g인데 뼈를 제거하면 살은 그 절반밖에 되지 않습니다. 따라서 단백질 30g을 섭취하려고 한다면 3,4마리는 먹어야 합니다.

한편 소고기를 구워 먹으면 200g을 먹는 것은 그리 어려운 일이 아니라 단백질 30g도 손쉽게 섭취할 수 있습니다. 꽁치정식으로 꽁치 한 마리를 먹는 것만으로 섭취하는 단백질의 양은 터무니없이 부족하다는 사실을 충분히 이해했을 것입니다.

고기라면 종류도 다양하고 다채로운 섭취 방법이나 요리법이 있어서 충분한 양을 먹을 수 있습니다.

결국 단백질 30g을 섭취하기 위해서는 고기는 200g이면 되지만, 꽁치 같은 생선이라면 3,4마리는 먹어야 동일한 양의 단백질을 얻을 수 있습니다. 생선을 먹어도 충분한 양의 단백질을 섭취하기 어렵다는 사실을 알 수 있습니다.

이것은 단순 계산상의 비교일 뿐, 실제로는 점심으로 꽁치를 먹고 저녁으로 고기를 구워 먹으면 되는 것이기 때문에 생선의 섭취가 무의미하다는 것은 아닙니다. 특히 소식을 하는 사람은 고기를 먹는 게 더 효율적으로 단백질을 섭취하는 방법이라는 것을 이해했을 것입니다. 고기라면 종류도 많고 요리법도 다양해서 다량을 섭취할 수 있습니다.

고기는 몸에 나쁘다?

그런데 유감스럽게도 고기는 몸에 나쁘다고 생각하는 사람이 여전히 많다는 점입니다. 우리 클리닉을 찾아온 사람들에게 '현미와 채식을 꾸준히 먹고 있다''식물성이 몸에 좋다'는 말을 자주 듣습니다.

'동양인은 주요 먹거리로 곡물이나 야채를 중심으로 해왔기 때문에 장이 길고, 고기나 지방을 섭취하면 건강을 해친다''식생활이 서구화하면서 고기나 유지방의 과잉 섭취가 병을 일으키는 원인이다' 라는 말이 마치 진실인 양 받아들여지고 있는데, 이것은 명백히 잘못된 정보입니다.

고기는 나쁘다는 잘못된 건강지식을 믿어온 탓에 신체 건강뿐 아니라 마음 건강까지 악화된 사람이 많습니다.

몸과 마음의 건강을 회복하기 위해서는 이 같은 잘못된 사고방식을 바로잡고 먼저 고기를 먹는 것이 중요합니다. 고기는 단백가가 높고 인체 안에서 합성되지 않는 필수 아미노산이 균형적으로 잘 들어 있습니다. 앞서 '통 이론'으로 설명했지만 필수 아미노산을 균형적으로 섭취하지 않으면 단백질로서 사용할 수 없습니다.

소고기는 단백질과 철분이 많다

소나 돼지 등 고기가 붉은 색을 띠는 것은 철분이 풍부하게 들어 있기 때문입니다. 소고기는 단백질은 물론 철도 섭취할 수 있는 좋은 식품입니다. 소고기에는 양질의 단백질에 지질, 비타민, 미네랄이 풍부하여 병을 예방하는 등의 생체조절기능이 있다는 사실이 최근 연구에서도 밝혀졌습니다.

소고기에는 철 이외에 아연 같은 미네랄이 풍부합니다.

사료를 주로 먹어 살찌고 마블링이 풍부한 고기보다 목초비육(grass fed)의 붉은 살코기가 양질의 지방산인 오메가3 지방산이 다량으로 함유되어 있어서 추천합니다.

구체적으로 소고기의 어느 부위를 먹으면 좋은지 궁금해 하는 사람도 있는데, 철분이 가장 많은 부위는 '간'입니다. 하지만 간을 먹지 못하는 사람은 생각보다 많습니다. 소고기의 붉은 살코기라면 어느 부위이든 철분도 단백질도 풍부하지만, 여기에 더하여 비타민 B군도 풍부합니다. 모처럼 맛있는 소고기를 먹는다면 건강에 좋은 방법으로 먹는 것이 좋을 것입니다.

고기의 조리 방법은 어떤 것이라도 상관없지만, 소고기라면 간단히 소금후추로 맛을 낸 것이 맛있지 않을까요? 저는 소금후추를 뿌린 안창살에 버터를 사용하여 프라이팬에 굽고, 오븐에서 200도로 15분을 익혀서 먹습니다. 여기에 소스를 뿌리면 다채로운 맛을 즐길 수 있습니다. 단, 캐찹이나 중농도 소스(우스타소스의 매운 맛과 돈가스 소스의 달콤함이 적절히 섞인 맛의 소스 – 역주), 맛술, 설탕 등 단맛이 나는 조미료는 피하는 것이 좋습니다.

돼지고기 100g으로 필요량의 비타민 B1을 얻을 수 있다

돼지고기에는 단백질과 철을 비롯하여 에너지 대사를 촉진하는 비타민 B1, 피부나 점막 생성을 촉진하는 비타민 B2, 근육이나 혈액의 생성을 돕는 비타민 B6 등이 다량 함유되어 있습니다. 그 중에서도 비타민 B1의 함유량이 가장 많아서 돼지고기 100g만 먹어도 성인 남자 (20~29세)의 1일 필요량의 85%를 섭취할 수 있습니다. 하물며 돼지고기의 비타민 B1은 가열 조리해도 망가지지 않을 뿐만 아니라 체내 흡수율도 매우 높습니다.

돼지고기는 소고기보다 값도 싸서 매일의 피로를 회복하는 최적의 식품입니다. 요리법도 다양하니 매일 식탁에 올려보세요.

닭고기는 소화가 잘 된다

닭고기는 다른 고기와 비교하면 소화가 잘 된다는 특징이 있습니다.

닭고기에 들어 있는 아미노산에는 간 기능을 높이고 지방간을 예방해주는 필수 아미노산인 메티오닌(methionine)이 있고 노화를 막아주는 성분도 있습니다.

아미노산 결합체의 일종인 이미다졸 디펩티드(imidazole dipeptide)에는 뛰어난 항피로 효과도 있는데, 닭날갯살 50g에는 이미다졸 디펩티드가 200mg으로 풍부하게 들어 있습니다.

철분이 많은 부위는 간입니다. 선술집에서 꼬치구이를 주문할 때 닭간도 잊지 말고 부탁해 먹으면 좋을 것입니다.

양고기나 말고기, 야생동물도 단백질이 풍부

우리 식탁에는 소고기, 돼지고기, 닭고기가 오르는 게 일반적인데 이들 고기만 섭취하면 분명 질리는 사람도 있을지 모릅니다. 그런 사람은 좀 색다른 고기를 먹어보는 것도 좋을 것입니다.

징기스칸 요리에도 사용되는 양고기에는 철분도 아연

도 풍부하게 들어 있고, L-카르니틴(L-carnitine)이라는 지방연소 효과가 높은 성분도 들어 있습니다. 이 성분이 다이어트에 좋다는 사실이 널리 알려지며 한때 유행하기도 했습니다.

말고기는 먹을 기회가 비교적 적지만 단백질 양은 소고기에 필적하는 영양만점의 고기로 철분의 보고입니다. 여기에 칼슘도 많이 함유하고 있습니다.

또한 최근 주목받고 있는 사슴이나 멧돼지, 야생 조류 같은 지비에 요리(야생요리)를 즐기는 것도 괜찮을 거예요.

예컨대 사슴고기는 고단백이면서 철분도 풍부합니다. 헴철은 인체에 흡수되기 쉽고 빈혈이나 냉증을 예방하는 작용을 합니다. 비린내도 적어서 여러 다양한 방법으로 조리하여 가볍게 즐길 수 있습니다.

자연환경에서 자라는 야생동물은 천연 영양소가 풍부한 먹이와 운동으로 몸이 만들어지기 때문에 식용 육류와 비교하여 영양가가 매우 높습니다.

제2장

우울을 지우는 식사

— 밝게 맛있게 먹는 습관

지금부터는 고기를 중심으로 많이 섭취하면 좋은 식품에 대하여 소개하려고 합니다. 10여 년 전에는 식이요법이라면 가급적 칼로리를 낮추거나 맛없는 음식을 먹어서 식사 시간을 즐기는 것과는 거리가 멀었습니다. 우울을 지우는 식사법에 대하여 널리 알리고 있는 저로서는 식사 자체도 '우울한 식사'가 아닌 '밝은 식사'를 하는 게 바람직하다고 생각합니다.

제3장에서는 당질제한 식사에 대해서도 이야기할 예정입니다. 달콤한 디저트를 좋아하는 사람에게는 우울한 식사처럼 보일지 모르지만, 고기나 생선, 계란 등의 단백질은 인간이 본래 원하는 맛있는 음식입니다. 한편 달콤한 디저트는 어떤 의미에서 식생활이 변화하면서 중독이 되어버린 음식이라고 말할 수 있습니다. 우선, 적극적으로 먹어야 하는 단백질과 철이 함유된 음식이 얼마나 매력적인지를 이해하고 밝게 식사를 했으면 합니다.

질적인 영양실조에서 벗어나는 방법

고기의 안전성에 대하여

고기 섭취를 권하면 안전성을 걱정하는 사람도 있습니다. 소를 사육할 때 호르몬이나 항생물질을 사용하고 있다는 사실이 아무래도 마음에 걸리는 것이지요. 미국에서는 소를 사육하는 데 에스트로겐 등의 호르몬제나 항생물질을 사용하고 있어서 그로 인한 유방암·전립선암의 위험이 지적되고 있습니다.

그에 비하여 호주나 유럽, 일본의 소고기는 호르몬제나 항생물질에 관하여 비교적 안전하다고 말할 수 있습니다.

따라서 아무리 저렴해도 미국 소고기를 자주 먹는 것은 피하고 가능하면 안전한 산지의 것을 선택하는 것이 좋습니다.

햄이나 소시지 같은 가공육은 손쉽게 먹을 수 있습니다. 군것질로 달콤한 빵을 먹을 바에는 술안주로 즐겨먹는 소시지를 먹는 게 낫습니다. 단, 상품표시의 성분을 꼼꼼히 확인하고 첨가물이 너무 많이 사용된 것은 많이 먹지 않도록 하세요.

햄, 소시지에는 착색료로 아초산나트륨이 첨가되는 일이 많은데, 이것은 아민과 반응하여 동물실험에서도 발암성이 확인된 니트로소아민(nitrosoamine)을 만듭니다. 하지만 매일 많은 양을 섭취하지 않는다면 그다지 걱정할 필요는 없습니다.

식품첨가물은 너무 신경 쓰지 않는다

여기서, 식품첨가물에 대하여 살펴보기로 하지요. 말할 나위도 없이 식품첨가물의 섭취는 적을수록 좋지만, 너무 신경 쓰면 아무것도 마음 편히 먹을 수 없습니다. 식품첨가물의 폐해를 극단적으로 두려워하는 사람은 조금 의아할지 모릅니다.

충분한 단백질을 섭취하여 해독작용을 하는 내장기관이 제대로 기능한다면 다소의 첨가물쯤으로 나쁜 영향이 미치지 않는 몸이 만들어집니다. 미츠이시 이와오 선생도 '단백질과 항산화물질, 비타민을 매일 먹으면 충분히 해독되기 때문에 무엇을 먹든 괜찮다'고 말하며 전혀 개의치 않았습니다.

역설적이지만 저단백 체질을 개선하지 않으면 해독력도 낮아지기 때문에 식품첨가물을 섭취하지 않도록 조심하는 것이 좋습니다. 가급적 집에서 조리한 것을 먹고 가공식품은 줄인다는 규칙으로 식생활을 관리하는 것도 좋겠지요.

계란은 완전 영양식, 매일 2~5개씩 먹자

계란은 단백가 100을 자랑하고, 비타민 C와 식이섬유를 제외한 거의 모든 영양소를 망라하는 완전 영양식품입니다. 계란에서 생명이 탄생하는 것이기에 생명에 필요한 영양소가 전부 들어 있다고 말할 수 있습니다. 따라서 고기에 이어서 매일 먹어야 하는 식품 중 하나로 꼽고 싶습니다. 하물며 고기보다 값도 싸다는 이점도 매력이 아닐 수 없습니다.

10여 년 전에는 콜레스테롤 기능을 오해하여 '계란은 1일 1개'라는 말이 널리 유통되기도 했지만, 지금은 여러 개를 먹어도 좋다는 것이 정설입니다. 계란에 들어 있는 콜레스테롤이 인체에 없어서는 안 되는 것이라는 사실이 밝혀졌기 때문입니다.

이런 값싼 영양식을 1일 1개로 한정하는 것은 실로 안타까운 일입니다. 1일 2개 이상, 고기를 잘 먹지 못하는 사람은 5개쯤 먹어 단백질 섭취량을 채우도록 하세요.

계란에는 레시틴(lecithin)이라는 지질이 풍부한데, 레시틴의 구성 요소인 콜린(choline)은 뇌 내의 신경전달물질인 아세틸콜린(acetylcholine)의 재료가 됩니다.

우울병은 세로토닌이나 노르아드레날린 등의 신경전달물질의 감소가 원인으로 나타나는데, 아세틸콜린이 감소하는 것도 정신적 문제를 불러옵니다. 우울병에 이르지는 않는다고 해도 머리가 멍하다, 기력이 없다, 기억력이나 사고력이 떨어진다, 같은 증상은 아세틸콜린이 감소함으로써 일어나는 것입니다.

계란은 모든 영양이 빠짐없이 들어 있고 아세틸콜린의 원료이기도 한 레시틴이 풍부하여 마음 건강에도 좋다고 말할 수 있습니다.

계란을 얹은 밥은 좋지 않다

계란에 관해 주의할 점은 흰자를 날로 먹지 않는 게 좋다는 사실입니다. 투명한 흰자가 흰색으로 바뀔 때까지 반드시 익혀 먹는 것이 좋습니다.

왜냐하면 익히지 않은 흰자에는 아비딘(avidin)이라는 성분이 있어서 비오틴(비타민 H)이라는 비타민을 녹이지 못해 흡수율이 낮아집니다. 그 성질로 인해 안티비오틴이라는 이름으로도 불립니다. 그런데 아비딘은 가열하면 파괴되어 사라집니다.

또한 오봄코이드(ovomcoid)라는 성분도 단백질의 흡수를 저해하고 계란 알레르기를 일으키는 요인이 되기도 합니다. 이것도 열을 가하면 불활성화합니다. 더불어 날계란에는 살모넬라균이 묻어 있을 위험성도 있기 때문에 여하튼 가열하여 먹는 것이 중요합니다.

단, 너무 가열하면 단백질의 흡수가 떨어지기 때문에 어떤 계란요리든 말랑한 반숙상태가 좋습니다.

'날계란을 먹지 않는 게 좋다고? 흰쌀밥 위에 날계란을 얹어 먹고 싶은데'라며 아쉬워하는 사람도 있을지 모르겠군요. 본래 흰쌀밥은 삼가야 하는 음식인데 여기에 날계란을 얹어 먹는다면 비타민이 파괴되기 때문에 더더욱 안 좋겠지요. 하지만 소고기 전골요리를 끓여 야채나 소고기를 날계란(1개)에 찍어서 고소하게 먹는 정도라면 괜찮습니다.

계란을 싫어하는 사람은 아마 거의 없을 테지만 계란프라이나 삶은 계란만 먹어서 질린다고 말하는 사람은 많을 것 같습니다.

그런 사람은 야채를 넣은 계란말이나 오믈렛을 권하고

싶습니다. 요컨대, 서양식 계란프라이로 계란 3개, 생크림 30cc를 버터에 구워 동그랗게 말아놓은 것입니다. 그 안에 치즈나 명란을 마요네즈로 버무려 넣어도 맛이 좋습니다. 파나 멸치를 넣거나 베이컨이나 남은 야채를 볶아 넣어 오믈렛으로 만드는 등, 안에 넣는 건더기를 다채롭게 바꿔보세요. 다양하게 시도해보는 가운데 좋은 아이디어도 떠오를 것입니다.

참치, 다랑어 같은 붉은 살 생선이 효과적

생선도 귀중한 단백질원이라는 사실은 변함이 없습니다. 특히 참치나 다랑어처럼 붉은 살 생선에는 양질의 단백질과 철이 풍부하게 들어 있습니다. 단, 참치나 다랑어 같은 대형 어류는 수은 같은 중금속의 축적량이 많아서 자주 먹으라고 권할 수 없어서 유감입니다.

이런 점에서 보면 작은 생선이 안전합니다. 꽁치나 전갱이 같은 등 푸른 생선도 충분한 양을 먹으면 단백질을 섭취할 수 있고, DHA나 EPA처럼 인체에서 거의 만들어지지 않는 필수 지방산이 풍부하게 들어 있습니다.

대구나 가자미 등의 흰살 생선도 단백질원으로는 좋습니다. 혈압을 낮추는 함황 아미노산(sulfur amino acid)의 일종인 타우린이 풍부하게 들어 있어서 식탁에 다채로운 음식으로 올릴 수 있는 생선입니다. 하지만 철의 섭취를 기대할 수는 없습니다. 또한 연어는 아스타잔틴(astaxanthin)이라는 항산화물질을 가지고 있습니다. 그 항산화력은 비타민 E의 수백 배, 베타카로틴(β-carotene)의 수십 배에 이른다는 연구 보고도 있습니다. 소금구이도 좋고 계란을 입힌 연어구이도 권합니다.

문어나 오징어, 새우도 양질의 단백질을 섭취할 수 있고 영양드링크로 익숙한 타우린이 듬뿍 들어 있습니다. 타우린에는 간장의 기능 강화, 시력회복의 작용이 있고 생활습관병을 예방하는 데도 효과가 있습니다.

모시조개, 바지락 등의 조개류도 중요하다

조개류에도 단백질과 철분이 풍부하게 들어 있습니다.

조개류는 특히 아연이 많다는 이점이 있습니다. 모시조개나 바지락을 넣고 끓인 국물에는 글루탐산이나 숙신산(succinic acid)이 녹아 나오고 그런 감칠맛 성분이 조갯국 특유의 맛을 냅니다. 아미노산 등의 영양분이 국물에 녹아 있다면 국물만 먹으면 될 것이라고 생각할지 모르지만 철, 아연, 칼슘, 인, 구리, 망간 등 미네랄의 대부분이 조갯살 안에 남아 있습니다. 따라서 발라 먹는 것이 다소 성가신 작은 조개일지라도 귀중한 미네랄의 보고이기에 국물은 물론 조갯살까지 전부 먹는 게 좋습니다.

조개류 중에서도 굴에는 가장 많은 아연이 들어 있고, '바다의 우유'라고 불릴 만큼 단백질과 미네랄이 풍부한 식품입니다. 굴 전골냄비나 굴튀김처럼 가열하여 섭취하는 것을 추천합니다. 날로 먹는다면 석화가 좋겠지요.

버터, 생크림, MCT 오일도 충분히 섭취한다

우리 클리닉의 식이요법에는 당질제한이 필요합니다. 연료가 되는 당질을 제한하기 때문에 지방은 확실히 섭취합니다.

기름에 관해서는 제3장에서 다시 상세히 설명할 예정인데 '고기는 몸에 나쁘다'는 설처럼 '동물성 지방은 몸에 나쁘다'는 것도 지금은 틀린 사실임이 밝혀졌습니다. 분명 한때 '동물성 지방과 콜레스테롤의 섭취를 줄이고 리놀레산(linoleic acid)이 많은 식물성 지방을 늘리면 콜레스테롤 수치가 낮아지고 심혈관 질환을 예방할 수 있다'는 영양지침이 유행했습니다. 그 영향으로 계란의 섭취를 삼갔습니다.

그러나 이 설에 근거하여 식사를 해도 심혈관 질환에 의한 사망률은 여전히 높았기 때문에 재고할 수밖에 없었습니다.

동물성 지방은 포화지방산이 풍부합니다. 불포화지방산이 건강하고 포화지방산은 건강하지 못하다는 말도 널리 회자되고 있습니다만, 현재는 오히려 버터나 라드 등의 동물성 포화지방산의 안전성이 강조되고 있습니다.

포화지방산은 가열에 강하다는 장점이 있습니다. 건강에 좋다고 말하는 불포화지방산 중 오메가3 지방산은 가열을 하면 산화되기 쉽다는 단점이 있습니다.

저는 한동안 발효버터를 의식적으로 섭취했는데 그랬더니 낮에 공복감이 느껴지지 않았습니다. 버터나 라드, 생크림, 코코넛오일을 적극적으로 이용해보세요.

생크림을 간식으로

철이나 단백질이 부족한 사람이라면 포화지방산 섭취보다는 철과 단백질의 섭취를 우선해야 합니다. 전자 전달에는 철이 없어서는 안 되기 때문에 만일 철이 부족하면 원활히 대사가 이뤄지지 않습니다. 철과 단백질을 충분히 늘리고 나서 버터나 라드, 생크림, 코코넛오일 등의 포화지방산의 섭취량을 늘리는 것이 좋습니다.

과식과 거식을 반복하는 섭식장애를 겪고 있다면 포화지방산이 듬뿍 들어 있는 생크림을 먹어보세요. 섭식장애를 겪는 사람이 과식하는 것은 주로 주먹밥이나 달콤한 빵, 과자류처럼 정제당질입니다. 이들 음식을 갑자기 중단하고 참는 것은 어려운 일이지만, 아이스커피에 생크림을 듬뿍(단맛은 설탕 외의 감미료를 사용한다) 얹은 커피플로트로 먹으면 당질을 갈구하는 욕구가 잦아듭니다.

달고 맛있는 프로테인 '비레전드(beLEGEND) 밀크맛'에 생크림과 우유를 섞어 얼린 아이스크림을 간식으로 직접 만들어보는 것은 어떨까요?

소금이나 설탕으로 조미하는 것에 대하여

세계의 여러 요리 중에는 설탕을 사용하는 요리가 많습니다.

맛을 내는 데 사용하는 것이라 소량이라고 생각할지 모르지만, 조미료로 사용하는 설탕의 양은 얕잡아볼 수 없습니다. 찜 요리를 할 때 맛을 내는 데 설탕을 사용하지 않고 소량의 맛술로 깊은 맛을 내는 것도 좋겠습니다.

또한 설탕을 대신하는 감미료로 에리스리톨(erythritol)이 있고, '라칸트'라는 상품명으로 판매되고 있습니다. 당질 제로의 감미료이기 때문에 잘 사용하면 좋을 것입니다.

염분에 대해서는 너무 신경 쓰지 않아도 되지만 정제된

식염보다는 비정제염을 사용하는 것이 좋습니다. 요리에 사용하는 소금이라면 오키나와의 '누치마스', 미아코 섬의 '설염'을 추천합니다. 이것들은 아마존에서 구입할 수 있습니다.

누치마스는 바닷물을 안개처럼 분사하여 따뜻한 바람을 쐐 여분의 수분만을 증발시키는 특유의 제조법으로 만들어지는 소금입니다. 소금의 주성분인 미네랄이 결정화되어 칼륨이나 마그네슘 등 영양성분을 잃지 않고 응축되어 제조됩니다. 맛도 감칠맛도 있고 단맛, 신맛, 쓴맛의 균형이 매우 잘 잡혀 있습니다.

매일의 식사는 ─ 콩·깨·미역·야채·생선·버섯·뿌리채소

매일 섭취하는 식사에 다음의 식품들을 사용함으로써 필요한 영양소를 얻을 수 있습니다. 가장 중요한 것은 어디까지나 단백질과 철이니, 이들 우수한 식품은 부식 재료로 이용해보세요.

콩 : 콩류 (단백질, 마그네슘)

콩, 팥, 나토, 두부, 유부, 된장 등 다양한 콩류 가공품을 많이 드세요. 콩은 '밭에서 나는 고기'라고 불릴 만큼 양질의 단백질과 미네랄이 풍부합니다. 여기에 양질의 지질도 함유하고 있습니다. 따라서 매일 두부 3분의 1모, 나토 1팩을 먹어보세요. 그것만으로는 단백질을 충분히 섭취할 수 없지만, 다양한 요리법으로 섭취량을 늘려 보세요.

깨 : 깨와 견과류 (칼륨, 마그네슘, 비타민 E, 리그난)

깨 외에 아몬드, 땅콩, 호두, 은행 등의 견과류들은 단백질, 지질, 미네랄이 풍부합니다. 활성산소를 막아주는 항산화 영양소가 들어 있다는 사실도 널리 알려져 있습니다. 그 밖에 종실류도 부수거나 으깨서 요리에 이용하여 섭취량을 늘리면 좋습니다.

미역 : 미역 해조류 (마그네슘, 요드, 크롬)

미역 외, 톳, 김, 다시마, 큰실말 등의 해조류는 칼슘 같은 미네랄과 식이섬유가 풍부합니다. 신진대사가 활발해지고 젊음을 유지하는 작용도 있습니다. 해조류는 식초나 기름과 더불어 먹으면 보다 효과적으로 섭취할 수 있습니다.

야채 : 녹황색채소 (베타카로틴, 비타민 C, 비타민 B군, 칼륨)

모든 야채가 해당됩니다. 비타민, 미네랄이 풍부하고 피부나 점막을 건강하게 유지하고 저항력을 유지하는 기능도 기대할 수 있습니다. 일반적으로 1일 350g(녹황색채소 1/3, 담색야채 2/3)의 섭취를 권장하고 있지만 너무 무리하여 섭취하지 않아도 됩니다. 단, 편의점에서 판매되는 야채는 성장촉진 재배된 것이 많아 영양을 기대할 수 없으니 주의해야 합니다.

생선 : 어류 (단백질, 오메가3, 비타민 A, 비타민 B군, 아연)

어류는 흰살 생선도 붉은 살 생선도 단백질이 풍부합니다. 예부터 식탁에 자주 올랐던 전갱이는 DHA나 EPA, 타우린을 함유하고 있어서 혈액 점도를 낮춰 혈액을 깨끗하게 만들어주는 작용과 피로회복의 효과가 있습니다. 고기를 잘 먹지 못하는 사람은 적극적으로 생선을 먹어주세요.

버섯 : 표고버섯 등 버섯류 (비타민 D)

표고버섯 외에 송이버섯, 잎새버섯, 새송이버섯, 식용버섯 등의 버섯류는 비타민이나 미네랄, 식이섬유의 보고입니다. 칼슘의 흡수를 돕는 비타민 D도 풍부하기 때문에 적극적으로 이용하세요.

뿌리채소 : 감자 등 뿌리채소 (칼륨)

감자, 고구마, 토란, 곤약 등의 뿌리채소는 탄수화물을 함유하고 있지만 비타민 C, 식이섬유가 풍부합니다. 뿌리채소는 식이섬유가 있어서 장내 환경을 개선하는 작용도 합니다. 감자나 고구마는 껍질째 가열하면 맛도 좋고 영양이 달아나는 것도 막아줍니다. 탄수화물은 좋지 않다고 말했지만 곁들여 먹는 것이라면 괜찮습니다.

건강보조식품 활용으로 효과 두 배

부족한 분량은 철분제나 프로테인으로 보충한다

여성은 월경이나 임신으로 단백질, 철을 잃기 때문에 남성보다 더 많이 단백질, 철을 섭취할 필요가 있습니다. 그래서 여성에게 '남편보다 더 많이 고기를 드시라'고 지도하고 있지만 현실적으로는 남성의 절반밖에 섭취하지 못하는 사람이 많습니다. 따라서 여성은 모두 심각한 철·단백질 부족 상태에 있다고 말할 수 있습니다.

식욕이 있고 많이 먹을 수 있는 사람은 앞에서 소개한 식품을 선택하여 섭취하는 게 좋지만, 소식(小食)을 하거나 고기를 잘 먹지 못하는 사람이 억지로 많은 양을 먹는 것도 어려운 일입니다.

그러나 괜찮습니다. 식사만으로 채우지 못하는 분량은 철분제나 프로테인이라는 든든한 건강보조식품으로 채울 수 있으니까요. 필요한 영양소를 효율적으로 섭취할 수 있어서 더 안심입니다. 식욕이 왕성하여 충분한 양을 식사로 섭취하는 사람도 비타민은 부족하기 십상이니만큼 건강보조식품을 적극 활용해보세요.

헴철에서 킬레이트철로

철을 효율적으로 섭취하기 위해서는 어떻게 하면 좋을까요? 식물성 식품에 들어 있는 비헴철보다는 동물성 식품에 들어 있는 헴철의 흡수율이 높지만, 건강보조식품의 경우는 좀 다릅니다.

저는 철이 부족한 사람에게는 건강보조식품으로 킬레이트철을 권하고 있습니다. 킬레이트철은 건강보조식품인 헴철에 비하여 값은 싸고 효과는 크기 때문입니다. 헴철 1정으로 6~15mg의 철을 보충할 수 있는데, 킬레이트 철 1정으로는 무려 27~50mg의 철을 보충할 수 있으니 단연코 수치가 높습니다. 우리 클리닉에서는 지금까지 킬레이트철을 3천 건 넘게 사용해왔는데 단 한 건도 철 과잉증을 보인 사람은 없었습니다. 적절히 사용하면 매우 안전하다고 말할 수 있습니다.

킬레이트는 이온과 분자가 배위 결합(配位結合)한 상태를 말합니다. 킬레이트철의 경우에는 철 이온을 아미노산(글리신 2분자)이 에워싸고 있어서, 일반적으로 처방되는 철분제처럼 노출된 상태가 아니라서 '철분제는 소화가 되지 않아 먹지 못한다'고 말하는 사람도 얼마든지 먹을 수 있습니다.

우리 클리닉에서 사용하는 킬레이트철은 주로 페로켈(Ferrochel)이라는 건강보조식품을 사용합니다. 페로켈은 미국 앨비온사 특허의 아미노산 킬레이트철입니다. 특수 킬레이트 가공된 철이기 때문에 위에 편안하고 변비를 일으키지 않는다는 이점도 있습니다. 킬레이트 가공을 하면 미네랄의 흡수율이 몇 배로 향상됩니다. 치료에서 철분제를 먹지 못하는 사람도 페로켈만이라도 먹으면 완만한 회복을 기대할 수 있습니다.

또한 철분제를 먹을 수 있다면 철분제뿐 아니라 페로켈도 추가함으로써 보다 빠르게 페리틴 수치를 높일 수 있습니다.

건강보조식품인 페로켈의 경우에는 속이 더부룩한 증상도 없어서 매일 2~3정을 먹을 수 있습니다. NOW사의 '아이언 36mg'(이것도 페로켈과 같은 킬레이트철 건강보조식품입니다)을 1일 3정 먹으면 철분제 페럼(Ferrum) 1정(100mg)과 같은 효과를 기대할 수 있습니다.

이런 건강보조식품은 비싸다고 생각하는 사람도 있을지 모르지만 페로켈이라면 월 1천 엔(약 1만원) 미만으로 저렴합니다. 저는 킬레이트철을 선택한 덕에 철 부족에서 오는 증상으로 고민하는 환자들을 도울 수 있었습니다.

이미 '헴철 신화'는 무너졌습니다. 헴철 건강보조식품은 값도 비싸고 효과도 적습니다. 그래서 지금은 거의 유통되지 않습니다. 철분 건강보조식품의 제1선택지는 페로켈 같은 킬레이트철입니다.

킬레이트철은 위험하다?

저는 예전에 킬레이트철 건강보조식품을 권하는 한편 '킬레이트철은 위험하다'는 의견도 말씀드리기도 했습니다. 그러나 다시 한 번 말씀드리지만, 우리 클리닉에서는 킬레이트철을 3천 건 이상 사용했지만 이제까지 철 과잉증을 보인 사람은 단 한 사람도 없었습니다.

인체는 필요한 양의 철분만을 장에서 흡수하는 시스템이 갖춰져 있습니다. 따라서 경구로 섭취하는 것으로 간단히 철 과잉증을 일으키지는 않습니다.

우리 클리닉에서는 5년 전부터 초진 여성 환자에게 페리틴(ferritin)을 측정하고 있습니다. 남성은 철 부족이 거의 없어서 사춘기 환자나 혼자 사는 남성처럼 철 부족이 의심되는 경우에만 페린틴을 측정하고 있습니다. 5년간 수천 명의 여성에 대하여 페리틴을 측정하고 페리틴 수치 50 이하의 환자에게는 철분제나 킬레이트철을 투여하였습니다. 여성 대다수는 페리틴 수치가 낮아서 지금까지 3천 명 이상에게 킬레이트철을 투여했습니다.

'고단백/저당질식＋철'은 가장 안전하고 가장 효과가

있을 뿐 아니라 가장 값이 싼 치료법입니다. 환자에게는 근거나 이론보다 '치료 성적'이 더 중요하고 또 가장 관심 있는 부분일 것입니다.

여성은 프로테인으로 단백질을 보급한다

이제 섭취를 늘려야 하는 식품은 단백질을 함유한 고기, 생선, 계란이라는 사실을 이해했을 것입니다. 하지만 역시 식사만으로 필요한 단백질을 섭취하기란 꽤 어려운 일입니다.

저는 만성질환의 원인이 질적인 영양실조에 있다고 믿고 있습니다. '당질과다+단백질 부족+지방산 부족+비타민 부족+미네랄 부족'이 그 원인인 것이지요. 그 가운데서 가장 먼저 단백질 부족을 해소하는 것이 무엇보다 중요합니다. 그래서 초진 환자들에게 고단백/저당질식을 지도해왔습니다.

구체적으로는 1일 계란 3개 이상+고기 200g 이상입니다.

그러나 입이 짧은 여성은 이 양을 꾸준히 섭취할 수 없을 것입니다. 애써 당질을 줄여도 반동으로 당질을 폭식하는 사람도 있습니다.

우리 클리닉에서는 현재 초진 환자에게는 프로테인 20g(60cc)×2를 권하고 있습니다. 프로테인은 몇 시간 만에 소화·흡수되기 때문에 반드시 1일 2회 이상 섭취합니다.

프로테인 20g×2는 계란 6개 분량의 단백질 양에 해당하는데, 프로테인의 효과는 극적이라 불끈 활력이 생기기에 환자 자신도 그 효과에 놀랄 정도입니다.

프로테인을 먹은 사람의 대다수가 '달달한 음식이 그다지 생각나지 않는다'는 것도 공통으로 느끼는 효과였습니다. 효과가 좋은 항우울약 SSRI와 프로테인을 비교해도 프로테인이 압도적인 승리로 끝나지 않을까싶네요. 또한 다른 질환을 위한 치료약과의 이중맹검시험(RCT)에서도 프로테인이 압도적으로 앞섭니다. 이중맹검시험이란, 피험자를 두 그룹으로 나눠 한쪽 그룹에는 시험약을, 다른쪽 그룹에는 모양과 맛은 동일하지만 약효는 없는 플라시보(위약)를 주고, 어느 그룹에 어떤 약을 주었는지는 의사도 피험자도 모르게 하고 결과를 추계학적으로 판단하는 방법입니다. 약물 효과를 객관적으로 검증하는 방법 중 하나입니다.

프로테인을 계속 먹으면 복용하는 정신과 치료약의 양도 극적으로 줄어듭니다. 프로테인이라는 말은 그리스어의 '제일이 되는 것'에서 유래했다고 앞에서도 말했는데, 그런 의미에서 프로테인은 영양소로서 제일이자 치료약으로서도 제일입니다.

영양지도에 대한 이해가 아직 많지 않은 사람에게는 자세하게 이론적으로 설명하기보다 프로테인을 먹도록 지도하는 편이 그 효과를 몸으로 느끼고 명쾌하게 이해하게 되어 이후의 치료 단계를 원활하게 밟아나갈 수 있습니다.

오랜 세월 심각한 단백질 부족으로 소화 흡수 능력이 낮은 사람은 처음에는 많은 양의 프로테인을 소화 흡수할 수 없기 때문에 5g(15cc)×2라는 소량을 여러 차례 복용하는 것부터 시작하는 것이 좋습니다. 이렇게 프로테인 섭취를 착실히 이어가면서 계란과 고기의 섭취량을 늘리고 쌀, 밀가루를 줄이는 단계로 진행하면 좋을 것입니다.

체중 × 0.5~1g의 프로테인을 먹는다

여성 중에는 프로테인을 섭취하면 우락부락 근육이 생기는 것이 아닐까 하고 걱정하는 사람도 있을 것입니다. 섭취한 프로테인은 생명유지에 가장 필요한 장기를 복구하는 데 사용됩니다. 과도한 근육 합성을 하는 것은 모든 장기가 복구된 이후이기에 걱정하지 않아도 됩니다.

또한 단백질의 과잉 섭취로 살찌는 것은 아닐까 하는 걱정도 그저 기우에 지나지 않습니다. 오히려 프로테인은 비만 해소에 적합합니다. 비만은 '당질 섭취→추가 인슐린 분비→당질을 지방으로 변환하는' 메커니즘입니다. 프로테인을 먹으면 달콤한 음식이 생각나지 않아서 당질 섭취가 자연히 줄어들어 비만 해소로 이어집니다.

또한 우리 클리닉에서는 프로테인을 먹은 환자가 압도적으로 빠르게 치유가 되었습니다. 약은 대사저해제이기 때문에 대사효소인 단백질이 부족하면 효과를 얻기 어렵고 부작용도 생기기 쉽습니다. 본디 단백질량이 채워지면 약도 차츰 필요 없게 됩니다.

요소질소 수치 20을 목표로 단백질을 섭취한다

건강진단에서도 표시되는 수치로 '요소질소(BUN)'가 있습니다. 이것은 혈액 속 요소에 들어 있는 질소 성분을 말합니다. 이 수치가 높으면 신장 기능의 장애가 의심되고, 기준치 미만이라면 단백질 섭취 부족입니다(중증 간 기능 장애일 때도 낮습니다). 일반적으로 기준치는 8~20(mg/dl)이지만, 단백질 섭취를 목표로 하는 우리 클리닉에서는 목표치를 15~20(mg/dl)로 하고 있습니다.

남성은 고단백질/저당질식＋프로테인(체중×0.5g을 섭취)에 의해서 손쉽게 요소질소 20 이상이 됩니다. 고기, 계란, 생선을 잘 챙겨먹으면 프로테인 없이도 충분히 달성할 수 있습니다.

한편 여성은 월경에 의해 단백질을 잃고, 또 임신·출산에 의해 단백질을 잃습니다. 게다가 먹을 수 있는 양도 적어서 식사만으로 요소질소 15를 넘기기는 매우 어렵습니다. 프로테인을 체중×0.5g 섭취해도 요소질소 20에 다다르지 못하는 사람이 많아서 요소질소 20을 달성하기 위해서는 프로테인 섭취는 체중×1g 정도가 필요합니다.

또한 여성은 임신하면 급격히 요소질소가 낮아집니다. 임신 중 6개월 동안에 요소질소 14에서 7이 된 사람도 있을 정도입니다. 임신 중에 요소질소 20이 되기 위해서는 프로테인의 섭취량은 체중×1.5g 정도는 되어야 합니다.

프로테인을 섭취하면 위장 상태가 개선되고 '피부가 좋아졌다'·'손톱이나 머리카락이 아름다워졌다'는 반응이 많습니다. 여성에게는 장점만이 있을 뿐입니다.

프로테인을 먹는 법

프로테인을 먹을 수 없다고 말하는 사람들이 꼽는 이유로는 '값이 비싸다'·'맛이 없어서 못 먹겠다'는 것이 가장 많습니다. 일본 식품회사의 프로테인은 1kg에 5000~6000엔이나 합니다.

아마존에서 '훼이(유청) 프로테인 1kg NICHIGA WPI'는 1kg에 3000엔 정도입니다. 비교적 싼 가격입니다.

WPI는 훼이 프로테인 아이소레이트(Whey Protein Isolate)의 약어로, 카제인(casein)과 유당이 완전히 제거

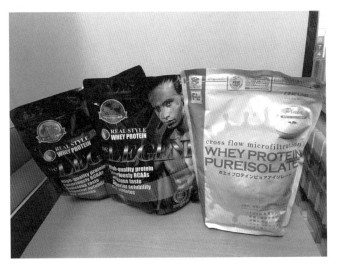

파인라보(FINE LAB) 훼이 프로테인(Whey Protein)

되어 있습니다.

그 때문에 카제인 알레르기나 유당불내증이 있는 사람도 안심하고 먹을 수 있습니다.

또한 '비레전드(beLegend) 훼이 프로테인 시음팩 29g 11종 세트'도 2000엔 정도로 손쉽게 구입할 수 있습니다. 이것은 11종류의 개성적인 맛을 자랑하는 프로테인으로 모두 맛이 좋습니다. 이들 11종류를 먹어보고 마음에 드는 맛으로 1kg를 주문하면 든든한 단백질 섭취원이 됩

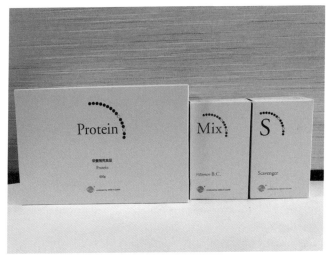

메그비(MEGV) 프로테인(프로테인, B+C, 스캐빈저)

니다.

비레전드 프로테인은 공식 사이트에서 플레인 1kg 2600엔, 향이 가미된 것은 1kg 3100~3500엔으로 저렴하게 살 수 있으니 권합니다.

저는 아침에 메그비 프로테인 30g＋믹스(B+C)＋S(스캐빈저)를 먹습니다. 벌써 5년 동안 꾸준히 먹고 있는데 맛도 좋고 물에도 잘 녹아 좋습니다.

점심은 파인라보 훼이 프로테인 30g＋비레전드 산뜻한

사과맛(혹은 베리베리베리 맛) 30g을 먹는데, 꽤 마음에 듭니다.

프로테인을 섭취할 때는 다음과 같은 점에 주의해주세요.

20cc 한 스푼의 프로테인은 20g이 아니라는 점에 주의해야 합니다. 프로테인에 달린 스푼으로, 비레전드는 20cc, 파인라보는 30cc로 그 양이 큽니다. 그러나 프로테인은 물보다 가벼워서 20cc의 중량은 약 8g에 불과합니다.

프로테인에 들어 있는 단백질량은 90%로, 즉 20cc에는 $8 \times 0.9 = 7.2g$의 단백가 환산 단백질양이 됩니다. 30cc라면 10.8g이 됩니다. 20g의 단백질을 섭취하기 위해서는 $20cc \times 3$, 혹은 $30cc \times 2$가 필요하고, 40g의 단백질을 섭취하기 위해서는 $20cc \times 6$, 혹은 $30cc \times 4$가 필요합니다.

제3장

우울을 지우는 식사

— 당질과 나쁜 지질의 섭취를 줄인다

여기 3장에서는 '덜 먹는다'는 주제로 어떤 것을 삼가야 하는지를 이야기하려 합니다. 제1장과 제2장은 '많이 먹어서' 좋은 것에 대하여 설명했기 때문에 기분 좋게 읽었을지 모르겠습니다. 그런데 '덜 먹자'는 이야기가 되면 좋아하는 걸 먹을 수 없는 것인가 하는 생각에 기분이 어두워지는 사람도 있을지 모릅니다.

그러나 왜 줄이는 게 좋은지 수긍할 수 있도록 설명할 것이기 때문에 잘 읽고 실행해보길 바랍니다.

원래 덜 먹어 좋은 것이란, 많이 먹어도 의미가 없는 것, 쓸데없는 것, 해가 되는 음식을 말합니다. 의식적으로 덜 먹는 가운데 마음도 몸도 좋아지고 효과를 실감할 수 있어서 덜 먹는 것에 대해 힘들지 않게 될 것입니다. 꼭 노력해봅시다.

정제된 당은 섭취를 줄이자

정제당질(백미, 밀가루, 설탕)은 인슐린을 분비시키기 때문에 피한다

정제당질이란, 설탕이나 백미, 밀가루처럼 정제된 흰 당질을 말합니다. 현미를 정제한 것이 백미인데, 배아 안에는 비타민, 미네랄이 들어 있습니다. 백미는 그런 영양을 깎아낸 '나머지' 부분에 지나지 않습니다.

백미, 밀가루, 설탕처럼 정제된 당질을 먹으면 혈당값은 즉각적으로 치솟습니다. 그리고 그것을 억누르기 위해 몸에서는 인슐린이 분비됩니다. 특히 공복 상태에서는 달콤한 주스 등 정제당질을 섭취하면 혈당값이 급격히 상승하고 그것에 의해 다량의 인슐린이 분비됩니다.

인슐린이 다량으로 분비되면 혈당값이 내려가 저혈당이 됩니다. 그러면 글루카곤(Glukagon), 아드레날린, 코르티솔(별명 '부신피질 호르몬')처럼 혈당을 높이는 호르몬이 분비됩니다. 이들 호르몬은 '스트레스 호르몬'으로 불립니다.

이들의 호르몬을 합성하는 데는 원료로서 아미노산, 보효소로서의 비타민 B군, 보인자로서 아연, 마그네슘 등의 미네랄이 필요합니다. 게다가 코르티솔에는 지방산, 식사로 얻은 콜레스테롤이 필요합니다.

결국 정제당질을 많이 섭취하면 이들 호르몬도 다량으로 합성해야만 해서 비타민 B군이나 미네랄이 마구 사용되어 결국 부족해집니다.

비타민 B군이나 미네랄이 부족하면 세로토닌, 도파민, 노르아드레날린 등의 모노아민(Monoamine)계 신경전달물질의 합성이 정체됩니다. 'L-트립토판(L-tryptophan) → 세로토닌' '티로신(tyrosine) → 도파민'의 대사가 정체되기에 우울증이나 공황장애가 나타나기 쉽습니다.

우울병이 일어나는 원인 중 하나로, 세로토닌이나 도파민, 노르아드레날린의 감소를 꼽을 수 있습니다. 이들 물질은 모노아민계의 신경전달물질로, 세로토닌은 마음을 안정시키고 노르아드레날린은 의욕을 만들고 도파민은 쾌락을 만드는 데 관여하고 있습니다.

우울병의 원인으로 '모노아민 가설'이 있습니다. 이들 모노아민계 신경전달물질의 부족이 우울병의 원인이라는 것으로, 이것에 대응한 항우울제도 있습니다.

특히 설탕은 줄여야 한다

정제당질 중에서도 특히 설탕은 체내에 급속히 흡수되고 혈당값을 급상승시키기 때문에 가능하다면 섭취하지 말아야 합니다. 설탕은 대부분이 자당(sucrose)입니다. 자당은 포도당과 과당으로 구성되어 있습니다. 과당은 포도당과 달리 대부분이 간장에서 대사되어서 혈당값을 높이지 않기 때문에 건강하다고 생각했던 적도 있었습니다. 그러나 과당은 과잉섭취하면 중성지방을 늘리고 간장을 손상시킬 우려가 있다는 사실이 밝혀졌습니다. 인체에 들어간 과당은 곧장 간장으로 직행하고 대사되는데, 이것은 사실 알코올에 가까운 대사 시스템으로 지방간의 원인이기도 합니다. 설탕에 들어 있는 자당의 비율은 백설탕 97.8%, 삼온당 96.4%, 그래뉴당 99.9%입니다. 한편 흑설탕(흑당)의 자당 비율은 80%입니다. 설탕을 꼭 사용해야만 한다면 소량의 흑설탕으로 만족하면 어떨까요.

쌀, 밀은 전분이라서 설탕보다는 혈당의 상승이 완만하게 이뤄집니다. 하지만 여하튼 '덜 먹어야 하는' 식품입니다. 우선은 종래의 1/2에서 1/4로 줄여보세요.

당질제한은 당뇨병 환자를 위한 치료식입니다. 정제당질은 암 세포가 좋아하는 것이기도 합니다. 당뇨병, 암, 교원병 환자는 쌀이나 밀을 섭취하지 않도록 합니다.

단백질이 부족하면 당질제한이 쉽지 않다

'당질제한이 힘들어서 이어갈 수 없다'는 목소리도 자주 들을 수 있습니다. 특히 여성에게 많은데, 여기에는 그

럴 만한 이유가 있습니다.

여성 대다수는 철·단백질 부족, 비타민 B군 부족, 아연·마그네슘 부족인 상태에 있습니다. 월경이나 임신, 출산에 의한 상실 때문이지요.

그런 상황에서 당질을 섭취하면 글루코스(glucose)는 구연산회로에 들어가지 못해 에너지(ATP, 4장 참조) 부족이 되고, 당질을 제한하여 지방산(케톤체)을 에너지원으로 대사를 진행하려고 해도 철 부족으로 에너지 대사 과정에서 전자전달계가 제 기능을 하지 못하게 되면서, 구연산회로도 제대로 기능하지 않아 영양을 이용하지 못하게 됩니다.

또한 지방을 대사 흡수하기 위해서는 지방의 소화를 돕는 소화효소인 리파아제(lipase)가 필요한데, 리파아제도 단백질이기 때문에 단백질이 부족한 상태에서는 지방을 원활히 흡수하지 못해 역시나 에너지(ATP) 부족이 됩니다.

원래 당질제한을 할 때에는 단백질이나 지방을 확실히 섭취할 필요가 있습니다. 그런데 대다수 사람이 당질만을 줄이기에 문제입니다. 특히 여성이 당질제한을 시작할 때는 먼저 고단백질 음식과 철분 섭취로 체질을 개선하면서 완만하고 꾸준한 방식으로 당질제한을 하는 것이 바람직합니다.

영양이 채워지고 체질이 달라지면 여성은 당질을 더 줄여도 괜찮습니다. 특히 페리틴 수치가 50을 넘기면 마치 다른 사람이 된 듯 에너지 대사가 개선되어 활력이 넘칩니다.

당질제한이 순조롭게 진행되기 위해서는 처음부터 무작정 당질을 줄이기보다는 먼저 고기나 생선, 계란, 치즈를 충분히 먹어야 합니다. 결국 '당질을 제한한다'는 생각보다 '단백질을 섭취한다'는 느낌으로 시작하는 게 순조롭게 당질제한을 이어갈 수 있습니다.

정제 당질의 과잉 섭취는 암과 우울을 부른다

당뇨병은 당질대사 이상에 의해서 일어나는 질병입니다. 종래의 당뇨병 치료를 위한 식이요법은 열량 제한이 상식이었지만, 당질제한이 그 상식을 180도 바꿔놓았습니다. 혈당 수치를 올리는 것은 당질입니다. 당질 섭취를

에너지 대사(글루코스와 지방산이 재료인 경우)

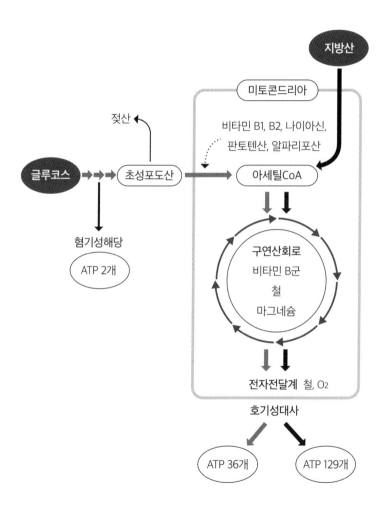

줄이면 혈당값을 낮추는 인슐린의 추가 분비를 억제할 수 있을 뿐 아니라, 섭취한 여분의 당질을 지방으로 몸에 축적하는 인슐린의 작용도 억제할 수 있습니다.

당질은 암의 원인이기도 합니다. '암 세포는 포도당을 에너지원으로 혐기성해당을 일으킨다'는 실험결과도 있습니다. 1931년에 노벨 생리의학상을 수상한 오토 바르부르크(Otto Heinrich Warburg) 박사가 쥐의 '암성 복막세포'를 이용한 실험에서 밝혔고, 1923년부터 일련의 논문으로 발표한 것입니다. 90년 전에 발견된 사실인데, 아직도 활용되고 있지 않다는 사실이 유감입니다. 현재 암 세포는 정상세포의 3~8배의 포도당이 없으면 생명활동을 유지할 수 없다는 사실이 밝혀졌습니다.

나아가 난치병으로 지정된 교원병도 그 원인 중 하나가 당질입니다. 교원병은 체내에 염증이 일어나는 것이 원인으로, 염증의 원인이 되는 당질을 끊을 필요가 있는 것입니다.

저도 예전에는 라면을 즐겨 먹어서 상당한 양의 당질을 섭취했습니다. 게다가 클리닉을 개원한 뒤 온종일 진료실에 있었던 탓으로 운동부족이 되어 살이 쪘습니다. 그래서 반년에 걸쳐 서서히 당질의 섭취량을 줄였습니다.

처음에는 밥 없이 저녁식사를 했습니다. 그 다음에는 점심에도 밥을 먹지 않았고, 최종적으로는 아침도 밥을 먹지 않는 식으로 단계적으로 당질을 제한하는 수순을 밟아나갔습니다.

프로테인을 매일 2~3회 충분히 먹으면 당질을 섭취하고자 하는 욕구가 사라져 보다 편안하게 당질을 줄일 수 있습니다. 우선은 흰쌀밥의 양을 반으로 줄이는 것부터 시작해보세요.

철이 부족한 사람은 단것을 원한다

철이 부족한 사람은 좀처럼 달콤한 디저트를 끊지 못합니다. 그것은 대사 구조가 영향을 미치고 있기 때문입니다. 대사의 최종 단계에서 에너지 대사(구연산회로, 전자전달계)는 효율적으로 에너지를 만드는데, 철이 부족하면 그 방법으로 에너지를 만들 수 없습니다.

그 때문에 어쩔 수 없이 당질을 에너지로 만드는 회로

가 가동하여 부지런히 에너지를 만들게 됩니다. 그 회로
(혐기성해당)는 재료인 당질을 아무리 투입해도 조금밖에
에너지가 만들어지지 않아서 '좀 더, 좀 더!'라며 에너지
를 원합니다. 더 많은 재료(글루코스)를 원하는 것인데, 결
국 달콤한 디저트를 끝없이 원하게 되는 사이클이 만들어
집니다.

이것은 바로 과식증인 사람이 달콤한 음식을 끊임없이
먹는 메커니즘이기도 합니다.

과식증인 사람은 의지가 약해서 많이 먹는 것이 아닙니
다. 그저 에너지(ATP)가 부족하기 때문입니다.

달콤한 디저트의 과잉 섭취로 어려움을 겪는 사람에게

과식증으로 특히 빵이나 과자, 주먹밥 같은 정제 당질을
폭식하는 문제로 고민하는 사람에게는 다음과 같은 식사
를 제안합니다.

먼저 당질의 섭취를 가급적 삼가고, 동물성 단백질, 동
물성 지방을 충분히 섭취합니다. 계란 프라이를 주식으로

하는 것도 권장합니다. 버터로 구운 치즈가 든 오믈렛도 좋습니다. 그리고 반찬으로는 고기와 생선을 충분히 먹습니다. 여기에 발효버터를 넣은 수프를 더합니다. 생크림을 듬뿍 넣은 커피플로트도 좋습니다. 생크림의 달콤한 맛은 설탕이 아닌 에리트리톨 등의 감미료를 사용해주세요.

이런 식생활을 한동안 이어가면 당질 위주의 식사보다는 완만하고 꾸준히 충분한 양의 에너지(ATP)가 공급되기에 많은 당질을 갈구하는 욕구가 사라질 것입니다.

과식증은 단백질이나 지방의 부족으로 효율적인 대사 회로(구연산회로＋전자전달계)의 기능이 떨어집니다. 결국 '연료가 부족하기'에 달콤한 디저트를 원하게 되는 것입니다.

한편 철 부족은 '들어온 연료를 사용할 수 없기' 때문에 달콤한 디저트를 원하는 상태입니다.

따라서 먼저 철 부족을 해소하고 동물성 단백질, 동물성 지방 위주의 식사를 함으로써 페리틴 수치를 30~50 정도까지 늘리면 달콤한 음식을 원하는 욕구가 사라질 것입니다.

미친 지방의 섭취는 당장 멈춰라

트랜스 지방산(마가린, 쇼트닝)은 좋지 않다

'미친 지방'이라는 색다른 이름으로 불리는 트랜스 지방산은 섭취해서는 안 되는 지방입니다. 지방산이란 지방의 구성 성분인데, 트랜스 지방산은 식물유로 만들어지는 마가린이나 쇼트닝을 제조할 때나 식물유를 고온으로 탈취하는 공정에서 생깁니다. 지방의 분자 속 탄소와 수소의 결합에 변화가 생긴 것으로, 비정상적으로 불건전하게 결합된 지방산이라서 지방산으로서 유익하지 않을 뿐 아니라 몸을 해치는 나쁜 지방이라고 말할 수 있습니다.

전문적인 내용을 설명하면, 자연 형태인 시스(cis)형 지방산 분자는 제철형(U자형)을 하고 있고, 트랜스형은 직선 형태를 하고 있습니다. 지방산은 세포막의 구성 요소가 되는데, 세포막 안에 트랜스형이 섞여 있으면 세포막이 약해져 그 결과 여러 가지 말썽이 생깁니다.

트랜스 지방산의 과잉 섭취에 의해 심근경색 같은 관동맥 질환이 증가할 가능성이 높고, 비만이나 알레르기성 질환과도 관련성이 인정되고 있습니다.

미국 식품의약국(FDA)은 2018년 6월부터 트랜스 지방산의 식품첨가금지를 발표했습니다. 이 규제에 의해 관동맥 질환을 줄이고 치명적인 심장발작을 막을 수 있을 것이라고 기대한다고 말하고 있습니다. 구미 여러 나라들은 일정 이상의 트랜스 지방산을 함유한 제품을 판매금지하고 있습니다.

세계보건기구(WHO)와 유엔식량농업기구(FAO)는 트랜스 지방산의 섭취량을 1일 섭취하는 총열량의 1% 미만에 그쳐야 한다고 권장하고 있습니다.

이런 트랜스 지방산의 폐해에 대하여 우리는 그렇게 잘 알지 못할 뿐 아니라, 구미와 식생활도 다르고 국제적인 목표치인 1%를 밑돌고 있기에 트랜스 지방산 함유량을 표시할 의무도 없어서 그저 방치된 상태라고 말할 수 있습니다.

트랜스 지방산은 마가린이나 쇼트닝을 직접 섭취하는 것은 물론 이것들을 사용한 지방이 많은 과자나 식품을 먹음으로써 섭취하게 됩니다. 비록 서구의 식생활과 차이가 있다고 해도 편의점에서 판매되는 빵을 먹는 사람은 구미의 사람들만큼 트랜스 지방산을 섭취하고 있습니다. 따라서 트랜스 지방산이 어떤 식품에 들어 있는지를 잘 알아보고 스스로를 지키는 수밖에 없습니다. 그리고 지금 당장 먹는 것을 그만두어야 합니다.

샐러드유도 가급적 줄인다

10여 년 전 동물성 지방보다 식물성 샐러드유가 건강에 좋다는 말이 있었지만, 지금 그 생각은 180도 바뀌었습니다. 건강에 좋다고 여겼던 샐러드유에는 트랜스 지방산 같은 위험한 물질이 들어 있다는 사실이 밝혀졌기 때문이지요.

샐러드유라고 해도 많은 제품이 있는데, 샐러드유를 원재료로 하는 '식물유지' '식용 식물유'라고 표시되어 있는 것은 피하는 게 좋습니다. 이런 기름을 원료로 만든 드레싱, 마가린도 입에 대지 않는 게 좋습니다.

마요네즈도 식물유지가 사용되고 '고열량으로 살찐다'는 이미지도 있지만 계란도 사용되어서 너무 예민하게 피할 필요는 없습니다. 드레싱처럼 식물유도 과당도 듬뿍 들어간 것과 비교하면 오히려 위험성이 낮기 때문에 과잉섭취가 아니라면 괜찮습니다.

볶음요리에는 샐러드유를 사용하지 말고 버터나 라드를 사용하세요. 그것이 진한 맛을 내어 요리도 맛있어집니다. 버터나 라드는 포화지방산이기 때문에 가열해도 산화되지 않습니다. 튀김도 라드를 권합니다.

버터는 단쇄지방산, 중쇄지방산, 장쇄지방산의 균형이 잘 잡혀 있어 장시간 계속 에너지로 바뀝니다. 그 결과로서 '달콤한 디저트가 먹고 싶다'는 과도한 욕구가 사라집니다. 당질제한이 생각대로 잘 되지 않는 사람이나 과식하는 경향이 있는 사람은 버터 섭취가 바람직합니다.

기름으로 적극적으로 섭취하면 좋은 것은 오메가3 지방산이 풍부한 들깨기름입니다. 단, 들깨기름은 산화하기 쉬워서 가열하는 요리에는 적합하지 않습니다. 그리고 가급적이면 빨리 먹는 것이 좋습니다. 산화한 기름은 몸의 구성 성분이 되지 못하고 체내에서 대사를 방해합니다. 들깨기름뿐 아니라 산화한 기름은 어떤 것도 섭취하지 않도록 해주세요.

질 나쁜 야채는 먹는 의미가 없다

편의점 야채는 영양이 적다

야채는 건강에 좋다고 생각하는 사람이 많습니다. 왜 건강에 좋을까요? 그것은 야채에는 비타민, 미네랄이 풍부하기 때문입니다. 그것이 야채를 섭취하는 목적일 것입니다.

그러나 지금 야채는 사정이 좀 다릅니다. 품종 개량이 되풀이되고, 과거 미네랄이 풍부했던 토양도 척박해지면서 30년 전에 비하면 야채에 함유된 비타민, 미네랄은 급격히 줄어들었습니다.

'야채 좀 먹고 있다'고 말하는 사람 중에는 편의점, 마트 점에서 간편식으로 먹을 수 있게 포장된 것이거나 샐러드로 먹을 수 있게 팩에 담긴 야채를 먹는 사람이 많습니다. 편의점 야채에는 비타민도 미네랄도 거의 기대할 수 없습니다. 왜냐하면, 이들 야채 대부분은 촉성 재배된 것이기 때문입니다.

촉성 재배란, 온도나 광선을 조절하여 야채나 화훼의 발육을 촉진시켜 보통 재배보다 빨리 수확하는 재배법입니다. 촉성 재배된 야채는 겉으로 보기에는 일반 야채와 다를 바 없어도 밭에서 토양의 영양을 충분히 흡수하고 자란 야채와 영양가가 다릅니다.

하물며 밭에서 수확한 야채도 영양가가 떨어지고 있습니다. 생산력을 높이기 위해 많은 화학비료나 농약을 사용해온 결과, 토양의 미네랄 균형이 무너져 농작물의 영양가가 낮아지고 있는 것입니다. '영양'이란 본래 대지로부터 얻는 것입니다.

덧붙여 말하면, 야채나 과일 자체도 품종 개량을 반복해온 탓에 예전과 양상이 달라졌습니다. 제가 어렸을 때 먹던 야채 맛을 떠올려보면 아린 맛이 강했고 과일은 몹시

신맛이 강했습니다. 지금 야채나 과일은 품종 개량으로 당도는 매우 높아졌지만, 단백질, 지방산, 비타민, 미네랄 등의 영양소는 감소했습니다.

그러나 유기농 야채나 과일을 선택한다면 영양을 기대할 수 있습니다. 저의 시골집 밭에서도 유기농 재배를 하고 있는데, 여기서 수확한 야채의 맛은 진하고 깊습니다. 야채 본연의 맛이 난다는 것은 비타민이나 미네랄이 풍부하다는 뜻입니다.

결국 시중에 판매되고 있는 야채에는 효과적으로 이용할 만큼의 비타민이나 미네랄이 들어 있지 않다고 짐작할 수 있습니다. 풍성한 식탁을 생각하면 야채도 식탁에 올려야 하겠지만 함유되어 있는 비타민이나 미네랄의 양은 기대하지 않는 게 좋습니다.

영양이 없는 야채만 먹고 정작 중요한 단백질을 섭취하지 않는다면 의미가 없기 때문에 극단적으로 줄일 필요는 없지만 '건강을 위해 야채를 늘리자!'라고 분발하지 않아도 됩니다. 1일 필요한 비타민을 야채만으로 충당하기 어렵기 때문에 건강보조식품의 섭취가 필요합니다.

인슐린 분비가 적은 전립분, 뿌리채소는 OK

당질 중에서도 정제되지 않은 전립분이나 기울(밀이나 귀리의 속껍질-역주)을 이용한 빵은 적정량이라면 먹어도 괜찮습니다. 고구마나 토란도 당질은 많지만 비정제 당질로 비타민이나 식이섬유를 비롯한 다른 영양도 섭취할 수 있기 때문에 어느 정도는 먹어도 문제되지 않습니다.

그러나 당뇨병, 암, 교원병이 있는 사람은 일절 당질을 피해야 합니다.

질병이 없는 사람은 먹어도 상관없지만, 감자 등의 뿌리채소는 포만감을 주기 때문에 정작 중요한 단백질을 먹을 수 없게 만들어 삼가는 게 좋을 것입니다. 저는 감자는 스테이크에 곁들여 나오는 정도밖에는 먹지 않습니다.

당근, 연근, 우엉 등의 뿌리채소류에 대해서도 감자처럼 생각해주세요.

야채주스, 과일주스는 좋지 않다

주스를 비롯하여 포도당과당액당은 설탕과 다를 바가 없습니다. 설탕은 급격히 혈당값을 올리는데 과당액당은 그보다 더 급격히 혈당값을 높입니다.

스포츠음료도 마찬가지라서 주스류는 일절 섭취하지 않는 게 좋습니다.

스포츠음료나 '에너지충전''1일 비타민을 섭취할 수 있다' 등의 광고 문구를 내건 튜브 타입의 비타민젤리·스포츠젤리를 편의점에서 손쉽게 구할 수 있는데, 여기에도 맛을 내기 위한 다량의 설탕이 들어가 있습니다. 비타민 효과를 운운하기 이전에 당질 과다가 되어버리기 때문에 가능하면 먹지 않는 것이 좋습니다.

이와 같은 이유로 건강에 좋아 보이는 시중에 팔리는 야채주스도 삼가야 합니다. 실제 야채가 그처럼 달콤하지는 않습니다. 단맛을 내기 위해 여러 첨가물이 사용되고 있는 것이지요. '절대 먹어서는 안 된다!'고 강하게 말할 정도는 아니지만 삼가는 게 좋습니다.

수분으로 섭취해도 좋은 것은 물, 차, 블랙커피입니다.

블랙커피에도 설탕이 들어간 것이 있지만 당질은 100g당 0.7g으로 거의 제로에 가깝습니다.

알코올은 양조주인 맥주, 청주는 바람직하지 않지만, 증류주인 소주나 위스키는 괜찮습니다. 와인은 당질이 적은 것이라면 괜찮습니다.

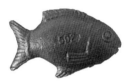

제4장

메가비타민 요법의 마법

— ATP 촉진 세트가 당신을 구한다

3장까지는 주로 식사 내용에 대하여 설명하고 우울한 증상을 지우기 위한 방법에 대하여 이야기했습니다.

이번 장에서는 우리 클리닉에서 실시하고 있는 치료법이기도 한 비타민이나 미네랄, 프로테인 등의 건강보조식품을 활용한 영양 요법을 중심으로 설명합니다.

영양요법에 관심이 있다거나, 우울한 기분을 털어내고 싶은 분, 그러나 건강보조식품을 어디까지 손을 대야 할지 모르는 사람을 대상으로 초보자 수준으로, 대개의 신체적 부조나 정신적인 문제에 매우 효과적인 건강보조식품 세트를 소개합니다. 바로 'ATP 촉진 건강보조식품 4점 세트'입니다.

ATP 세트의 효과

ATP를 만들기 위한 에너지 대사

건강보조식품의 조합을 소개하기에 앞서 ATP에 대하여 설명해볼까요.

ATP(adenosine tri-phosphate)란, '아데노신 3인산'인데, 아데노신이라는 성분에 3개의 인산이 결합한 물질입니다. 생체 안에서 에너지를 저장하거나 공급하거나 운반을 중개하거나 하는 매우 중요한 물질로, 살아가기 위한 '에너지 통화'로도 불리고 있습니다. 전기에 빗대어 말하면 쉽게 이해할 수 있을 것입니다. 전기가 없으면 기계는 움직이지 못하는 것과 마찬가지로 ATP가 없으면 인간은 움직일 수 없습니다.

몸을 움직이기 위해서도, 머리를 쓰기 위해서도, 호흡하기 위해서도, 심장을 뛰게 하기 위해서도, 섭취한 음식물을 소화하고 흡수하기 위해서도, 각종 호르몬을 합성하기 위해서도 ATP가 필요합니다. ATP가 충분히 있을 때 비로소 건강하게 살아갈 수 있는 것입니다. 생체의 에너지 대사의 목적은 필요에 따른 ATP를 만들어내는 것입니다. 음식물 섭취로 얻는 포도당이나 지방이 가진 에너지는 ATP라는 분자로 변환되어야 비로소 사용할 수 있습니다.

한편 ATP 부족은 만성질환 같은 질병을 일으킵니다. 그리고 ATP가 더욱 부족해지면 죽음에 이르게 됩니다.

현대의 질적인 영양실조는 '당질과다＋단백질 부족＋비타민 부족＋미네랄 부족(철을 포함)'에 원인이 있다고 생각할 수 있습니다. 이 같은 식사를 계속 이어간다면 에너지 대사가 원활히 이뤄지지 않고 결국 에너지 부족이 됩니다. 즉, ATP 부족 상태가 됩니다.

ATP는 어떻게 만들어지는가

그렇다면 이 ATP을 충분히 만들기 위해서는 어떤 영양이 필요할까요?

에너지는 글루코스(포도당)나 지방산으로 만들어집니다.(99쪽 그림 참조)

*글루코스가 재료가 되는 경우

① [해당계]＝혐기성해당

글루코스(포도당)를 초성포도산(pyruvic acide) 등의 유기산으로 분해하고, 글루코스에 들어 있는 결합 에너지를 ATP로 변환해가는 대사과정을 '해당계'라고 말합니다. 여기서는 글루코스 1분자에서 ATP는 2개가 만들어집니다.

② 미토콘드리아에 있는 [구연산회로]＋[전자전달계]
　＝호기성대사

이 대사의 경우는 글루코스 → 초성포도산 → 아세틸 CoA → 미토콘드리아(구연산회로＋전자전달계)라는 대사가 되고, ATP는 38개(2개＋36개)가 만들어집니다. 이쪽이 매우 효율이 좋습니다. 전자전달계 기능 중에는 '철'이 필수라는 사실을 잊지 말아 주세요.

*지방산이 재료가 되는 경우

지질의 구성 성분인 지방산이 재료가 되는 에너지 대사의 경우에는 '글루코스 ②'의 부분에 직접 들어갑니다. 지방산에서 아세틸 CoA가 만들어지고 직접 미토콘드리아의 구연산회로에 들어가는 것입니다.

지방산의 탄소수가 16인 지방산(=팔미티산(palmitic acid))에는 구연산회로＋전자전달계로 ATP는 129개나 만들어집니다. 글루코스의 경우에는 38개였기 때문에 지방산은 글루코스에 비하여 고에너지라는 사실을 알 수 있습니다.

결국 당질 중심의 식사에서 '고단백질＋고지질＋저당질식'으로 바꾸면 많은 ATP를 얻을 수 있습니다. 그러나 그 대사가 원활히 이뤄지기 위해서는 비타민 같은 보효소, 보인자가 충분히 있다는 전제가 필요합니다.

ATP 촉진 건강보조식품 4종 세트

    그렇다면 ATP를 많이 만들기 위해서는 어떻게 하면 좋을까요? 결론부터 말하자면, 그것은 'ATP 촉진 건강보조식품 4종 세트'를 먹는 것입니다.

- 철(Fe) : 킬레이트철 (페로켈)
- 비타민 B : B50 콤플렉스
- 비타민 C : C1000
- 비타민 E : E400(d-알파 토코페롤 400IU 함유)

  철 : 철이 부족하면 전자전달계의 기능이 저하하고 구연산회로의 기능도 저하됩니다. 페리틴 수치 10인 경우에는 회복에 2~3개월이 걸립니다. 페리틴 수치 30~50인 경우에는 1개월이면 회복을 실감할 수 있습니다.

  비타민 B : 비타민 B의 부족(특히 비타민 B1 부족)은 초성포도산이 아세틸 CoA로 대사되지 않아 구연산회로의 기능도 저하됩니다.

비타민 C : 비타민 C는 지방산을 미토콘드리아로 보낼 때 필요한 카르니틴(carnitine)을 합성하는 보효소입니다.

비타민 E : 위의 건강보조식품에 더하여 비타민 E를 추천합니다. 비타민 E가 부족하면 호흡으로 얻은 산소의 43%가 불포화지방산의 자동산화로 낭비됩니다.

산소는 본래 미토콘드리아 내막에 있는 전자전달계에서 이용됩니다. 결국 산소가 부족하면 '호기성해당'이 불가능해집니다. 불포화지방산의 자동산화가 일어나면 거기서 산소가 허투루 쓰이게 됩니다. 그 결과, 혈액 점도가 높아져 혈류 장애를 일으키는 동시에 세포막이나 미토콘드리아막 같은 생체막의 불포화지방산의 자동산화에 의해 산소, 비타민, 미네랄의 흡수장애를 일으키게 됩니다.

결국 비타민 E가 있으면 산소, 비타민, 미네랄이 미토콘드리아 안으로 잘 들어가게 됩니다. 비타민 E는 비타민 B와 비타민 C의 효과를 강화하는 작용을 합니다.

실제 '비타민 B＋비타민 C'보다 거기에 비타민 E가 추가되면 환자의 증상이 한층 개선되는 효과를 실감할 수 있었습니다. 비타민 B＋비타민 C의 효과가 두 배로 증폭

되는 느낌입니다.

그런데 비타민 E에 관해 주의할 점이 있는데 그것에 대해서 설명해보겠습니다.

비타민 E에는 4종류의 '토코페롤'과 4종류의 '토코트리에놀(tocotrienol)'이 있습니다. 4종류란 $\alpha, \beta, \gamma, \delta$라는 이름이 붙여져 있습니다.

비타민 E에는 천연형 D형과 합성형 DL형이 있습니다.

대사보효소로서의 힘은 천연형 비타민 E(d-α토코페롤)가 가장 강합니다.

d-α토코페롤을 가장 많이 함유하고 있는 것은 밀의 배아인데, 밀의 배아를 먹는 습관이 없는 사람들은 대다수가 비타민 E가 부족하기 쉽습니다.

한편 합성형 비타민 E(DL형)은 보효소 결합부위에 결합하는데, 대사효소의 작용을 방해합니다.

비타민 E의 처방약 '유베라'는 합성형 비타민 E(DL형)라서 효과가 빈약하기에 건강보조식품으로 먹는 비타민 E는 반드시 합성형이 아닌 천연형을 선택하는 것이 좋습니다.

최근 들어 γ토코페롤의 효과에 대한 연구 보고도 많이 볼 수 있습니다.

따라서 저는 d-α토코페롤과 4종류의 토코페롤이 들어
간 믹스토코페롤을 격일로 복용하고 있습니다.

또한 현재 우리 클리닉에서 판매하는 것은 d-α토코페
롤이 400IU가 들어 있는 믹스토코페롤입니다.

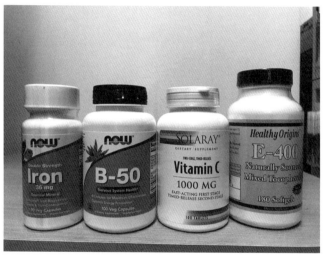

ATP 촉진 건강보조식품 4종 세트

이 ATP 촉진 세트가 환자들로부터 좋은 평가를 받고 있
습니다. '활력이 생겼어요' '대사가 좋아졌어요' '손발이 따

뜻해졌어요''피부가 좋아져 화장이 잘 먹어요' 등등의 목
소리를 듣고 있습니다.

<복용 방법의 참고 사례>

철(Fe) : 킬레이트철 (페로켈) 36mg, 2~3정, 저녁. 혹은

27mg, 3~4정, 저녁

비타민 B : B50 콤플렉스, 2정, 아침저녁.

비타민 C : C1000, 3정, 아침점심저녁.

비타민 E : E400(d-α토코페롤 400IU 함유), 1~2정, 아침.

＊철과 비타민 E는 동시에 섭취해서는 안 됩니다. 비타민 E는 아침,
철은 저녁이라는 식으로 시간을 두고 복용해주세요.

B50 콤플렉스에는 비타민 B1, 비타민 B2, 비타민 B6
을 비롯한 비타민 B군이 각각 50mg 들어 있습니다.

C1000에는 비타민 C가 1000mg(1g) 들어 있습니다.

E400에는 비타민 E(d-α토코페롤)가 400IU 들어 있습
니다.

남성은 철을 뺀 3점 세트로 충분합니다. 정신병에 대해
서는 니아신(niacin)을 빠뜨릴 수 없는데, 이 세트는 다른

모든 질환에 대하여 제1선택이 될 것입니다.

철·단백질이 부족한 여성은 ATP 촉진 4종 세트가 효과적

철·단백질이 부족한 여성은 요소질소 10, 페리틴 30 이하인 사람이 많습니다. 치료는 당연히 '고단백/저당질 식＋철'인데 실제 치료해보면 좀처럼 달콤한 디저트류의 음식을 끊지 못해 개선하는 데 상당히 많은 시간이 걸렸습니다.

그래서 철과 비타민 B50＋비타민 C를 처음부터 병용하면 꽤 단기간에 효과를 실감할 수 있다는 사실을 알 수 있었습니다.

비타민 B군은 피루브산 → 아세틸 CoA의 대사효소 피루브산 탈수소효소(Dehydrogenase)의 보효소입니다. 또한 구연산회로의 보효소이기도 합니다. 비타민 C는 지방산을 미토콘드리아에 반입할 때 필요한 L-카르니틴의 보효소입니다.

Fe＋B50＋C 세트는 매우 궁합이 좋습니다(B50에는 니아신아미드도 50mg 들어 있습니다).

ATP가 급격히 증가하면 무슨 일이 일어날까요? 보다 손쉽게 고단백질/저당질식을 실천할 수 있게 됩니다. 당질이 먹고 싶다는 강한 욕구도 잦아듭니다. 여기에 비타민 B50＋비타민 C와 함께 비타민 E를 처음부터 함께 복용하면 단기간에 효과를 볼 수 있습니다.

비타민 E는 혈관의 찌꺼기를 줄여 혈액순환을 개선할 뿐 아니라, 혈중 불포화지방산의 자동산화를 억제하고 혈액 점도를 낮춰 허투루 쓰이는 산소를 줄입니다. 더욱이 생체막(세포막, 미토콘드리아막) 지방산의 자동산화를 방지하고 미토콘드리아 안으로 산소, 비타민, 미네랄이 잘 흡수되도록 돕습니다.

비타민 E를 추가함으로써 비타민 B(니아신도 포함), 비타민 C 등의 수용성 비타민의 효과가 두 배로 증가하는 느낌입니다.

우울·공황장애뿐 아니라 통합실조증, 섭식장애에도 같은 효과가 있습니다. 거듭 말하지만, 비타민 E는 반드시 천연형을 이용하는 것이 중요합니다.

주의력결핍과다행동장애＋학습장애를 가진 남아가 ATP 세트로 1년 만에 좋아졌다

ATP 세트는 10세 남아의 발달장애에도 좋은 결과를 남겼습니다. 초등학교 4학년생 남자아이는 자폐증 스펙트럼, 주의력결핍과다행동장애(ADHD)＋학습장애(LD)로 진단받았습니다. 의사소통 능력이 떨어지고 성적이 좋지 않고 운동도 잘하지 못했습니다. 혈액검사를 해보니 요소질소 13.7, 페리틴 24였기 때문에 고단백/저당질식을 지도하고 페럼(철분제)을 처방하는 동시에 Now 아이언 ＋B50＋C1000＋E400의 ATP 세트를 시작했습니다.

남성은 여성에 비하면 철 부족에 매우 취약합니다. 어머니가 철이 부족하면 아들도 철이 부족한 경향이 나타나기 쉽습니다.

주의력결핍과다행동장애, 학습장애의 남녀비율은 3~4:1로 남자아이에게 압도적으로 많습니다. 똑같은 철 부족이라도 남자아이가 여자아이보다 쉽게 주의력결핍과다행동장애, 학습장애가 됩니다.

남성의 페리틴 수치 100 이하는 여성의 페리틴 수치 50

이하에 해당하고, 남성의 페리틴 수치 50 이하는 여성의 페리틴 수치 10 이하에 상응하는 매우 심각한 철 부족 상태라고 말할 수 있습니다.

ATP 세트를 먹기 시작한 지 2개월, 남아는 식욕이 왕성하여 고기는 잘 먹었지만 밥을 너무 좋아해서 도무지 저당질식을 할 수 없었습니다. 그래도 집중력이 높아져 학교 숙제를 하게 된 것만으로도 진전이 있었습니다.

그 남자아이가 초등학교 6학년이 되었습니다. 요소질소 12.2, 페리틴 55가 되었습니다. 프로테인은 수차례 권했지만 먹지를 못하고 여전히 밥을 많이 먹어 저당질식이 이뤄지지 못했습니다. 그래도 건강보조식품은 철저히 챙겨 먹고 있었습니다.

그로부터 1년 뒤의 변화는 이렇습니다. 먼저 체격이 눈에 띄게 좋아졌습니다. 깡말랐던 몸에 근육이 붙고 다부져졌습니다. 그리고 학교 성적도 처음에는 '좀 더 노력하세요(3단계 평가 중 최하)'라는 평가를 받았었는데 지금은 '참 잘했어요(3단계 평가 중 최상)'라는 평가로 놀랍도록 좋아졌습니다. 과학은 100점을 받았다고 합니다. 잘하지 못했던 국어는 여전히 잘하지 못하지만 소리 내어 읽을 수 있게 되었습니다.

고단백/저당질식＋프로테인을 실천한 것은 아니지만 ATP 세트를 1년간 먹으면서 성적이 크게 좋아져 우등생이 되었습니다. 지금은 프로테인을 추가로 먹기 위해 노력하는 중입니다. 단백질이 좀 부족한데 그 부분을 보완할 수 있다면 더 좋아지지 않을까요?

과식증에는 프로테인＋ATP 세트가 최강

한 자녀를 둔 30대 초반의 여성이 2017년 5월부터 과식증으로 고민에 빠졌습니다. 음식을 많이 먹어도 구토를 한 적은 없었다고 합니다. 6개월 만에 체중이 10kg이나 늘었습니다. 한밤중 집안에 있는 모든 음식을 먹어치웁니다. 그때 먹는 음식은 대개가 상온에 둘 수 있는 빵·과자, 주먹밥 같은 정제당질입니다.

2018년 1월에 우리 클리닉을 찾아와 진료를 받고 '항경련제 토피라메이트(Topiramate)가 과식증에 좋다고 하니 처방해달라'고 요청했습니다. 그래서 토피라메이트를 처방하고 고단백/저당질식을 먹도록 지도했습니다. 여기에 페럼(철분제)＋프로맥 D(아연)를 처방하고, Now 아이언＋B50＋C1000＋E400의 ATP 세트를 시작했습니다.

2018년 2월에는 매일 분발하여 계란과 고기를 먹었습니다. 과식하는 것도 꽤 줄고 마음도 안정되어 짜증내는 일도 줄었다고 합니다. 토피라메이트의 효과도 있는 것 같다고 하여 프로테인 10g(30cc)을 1일 3회 식사 후 먹게 했습니다.

3월, 프로테인을 시작하자마자 건강해져 지금까지 하지 못했던 집안일도 아무렇지 않게 할 수 있게 되었습니다. 과식하는 일도 없이 건강해진 탓에 토피라메이트는 중지했습니다.

단기간에 활력을 되찾았다며 자신의 어머니와 아들도 혈액검사를 하고 싶다고 말하고 초진 예약을 하고 돌아갔습니다.

과식증은 전형적인 중증의 '질적 영양실조'입니다. 혈액검사에서도 단백질 부족＋아연 부족＋철 부족이라는 결과가 나왔습니다. 정제당질 과잉섭취로 인해 비타민류도 고갈되어 있었습니다. ATP 부족이기 때문에 몸은 혐기성해당으로 (소량의) ATP를 얻을 수 있는 정제당질을 갈구합니다. 밤에 과식한 탓으로 철 부족에 의한 하지불안 증후군(restless legs syndrome)도 생각할 수 있습니다.

치료약인 토피라메이트는 과식을 멈추는 효과는 있지만 어디까지나 대증요법에 지나지 않습니다. 프로테인+ATP 세트가 최강으로, 착실히 실행하면 한 달 만에 낫기도 합니다.

주효소는 단백질이고, 보효소(보인자)는 비타민, 미네랄입니다. 글루코스가 호기성해당에 들어가면 많은 ATP를 얻을 수 있고 지방산의 β산화도 촉진되기에 당질식품의 과식은 당연히 없어집니다.

과식증은 아니지만 도저히 달콤한 디저트의 섭취를 멈출 수 없는 사람에게도 프로테인+ATP 세트를 추천합니다. 다이어트가 될 뿐 아니라 극적으로 건강해지고 피부도 좋아집니다.

드디어, 미츠이시 이와오 선생과 같은 치료를

제가 2013년경부터 영양요법을 도입하기 시작한 지 5년이 되어 존경하는 미츠이시 이와오 선생의 '자연치유의 건강상담'과 같은 치료를 할 수 있게 되었습니다. 미츠이시 이와오 선생은 분자영양학(미츠이시 이론)을 제창한 물리학자입니다.

5년 전 처음 미츠이시 선생의 〈자연치유의 건강상담〉을 읽었을 때는 이제까지의 패러다임과 완전히 달라서 저로서는 좀처럼 이해하지 못했습니다. '설마 이런 치료가 잘될까? 사실일까?' 하고 말이지요.

미츠이시 선생은 '일본의 식생활은 단백질이 부족하고 이것이 만성질환의 원인이 되고 있다''DNA에는 건강한 생명체를 유지하기 위한 단백질을 만드는 방법이 적혀 있다''결국 단백질이 부족하면 건강한 생명체를 유지할 수 없다'고 말합니다.

미츠이시 이론의 치료 원칙은 고단백질 식사＋메가비타민＋스캐벤저(scavenger, 항산화물질)입니다. 저는 미츠이시 선생의 저서나 자료, 업적에 관한 모든 것을 다시 읽고, 페이스북에도 '자연치료의 건강상담'을 39회나 기사로 올렸습니다. 미츠이시 선생의 문장을 그대로 컴퓨터로 찍어 기사로 올리는 작업을 반복했지요. 그때는 사실 어렴풋이 이론으로 이해했지만 아직 치료에 도입할 수 없는 상황이었습니다.

그리고 2017년 7월 '철＋비타민 B50＋비타민 C1000＋비타민 E400의 ATP 촉진 세트'가 완성되었습니다. 그 이후 서구의 분자교정의학(Orthomolecular medicine)에서 공부한 내용도 가미하여 '자연치유의 건강상담'과 같은 치료를 할 수 있게 되었습니다. 미츠이시 선생에게는 다시금 감사의 인사를 드리고 싶습니다.

메가비타민 요법에 대하여

의학계 권위에 의한 비타민 공격

분자교정의학을 제창한 과학자 라이너스 폴링(Linus Pauling) 박사, 정신과 의사인 아브람 호퍼(Abram Hoffer) 박사의 이론을 원서로 맹렬히 공부했습니다. 특히 호퍼 박사가 제창한 범부족병(Pandeficiency Disease), 즉 단백질 부족, 필수지방산 부족, 비타민 부족, 미네랄 부족이라는 모든 영양소가 부족한 상태는 제가 제창하는 '질적인 영양실조'와 같은 의미였습니다.

여기서 존경하는 아브람 호퍼 박사가 환자들과 나눈 질문과 대답을 소개해보지요. 호퍼 박사는 캐나다 의사로 분자교정의학이라는 분야를 개척하고 확립한 사람입니다.

질문 : 그렇게 비타민이 유효하다면 어째서 저의 주치의
는 제게 비타민을 권하지 않는 거죠?

대답 : 그건 모르기 때문입니다. 의학 교육에서는 영양학
이나 비타민에 대해서는 전혀 배우지 않기 때문입니
다. 서양의학은 '선진국에는 영양장애가 없다'는 것을
전제로 합니다. 따라서 환자가 비타민의 효과에 대하
여 물어도 '그런 얘기는 지금껏 단 한 번도 들어본 적
없다''그런 것이 있을 리 없다'고 반응하는 것이지요.

— Abram Hoffer, Andrew W Saul : Orthomolecular Medicine
for Everyone에서 발췌

1950년대부터 비타민 등의 건강보조식품을 이용하는
치료법은 주류 의학계로부터 철저히 무시당했고 때로는
공격도 받았습니다.

예컨대 1950년대 고용량의 비타민 E(d-α토코페롤)가
관동맥 질환, 동맥경화 질환에 효과가 있다고 하는 쉬츠
(Schutz)의 연구 성과는 모든 의학지가 게재를 거부했던

역사가 있습니다.

쉬츠는 스스로 의학지를 만들어 거기에 연구 성과를 게재했는데 의학계에서는 '가짜'라며 지속적으로 비난했습니다.

쉬츠는 직접 고용량 비타민 E를 정제하여 유저에게 보내려고 했지만, 미국 우편국은 '가짜 정보의 가짜 물질은 우송할 수 없다'며 우송을 거부했다고 합니다.

또 다른 예로, 1950년대 클레너(Klenner)는 10~100g이라는 고용량 비타민 C가 바이러스나 세균감염에 유효하다는 사실을 의학지 20권에 게재했지만 의학계에서는 그 성과를 완전히 무시해왔습니다.

그리고 1960년대 호퍼는 통합실조증에 니아신＋비타민 C가 유효하다는 사실을 밝혔습니다. 그것을 정신과의 첫 이중맹검시험(RCT)으로 증명했습니다.

그러나 미국 정신의학지(Am J Psychiatry)는 게재를 거부하며, 지금껏 호퍼가 작성한 200개 이상의 논문에 대해 '앞으로 두 번 다시 호퍼의 논문은 수리하지 않겠다'고 말했습니다.

1972년 폴링의 논문 〈비타민 C의 암에 대한 효과〉는 미국 과학아카데미가 논문의 게재를 거부했습니다. 미국 과학아카데미는 58년간의 역사를 통해 회원의 논문은 모두 게재한다는 것이 방침이었습니다. 그러나 이 방침을 바꾸면서까지 회원인 폴링의 논문 게재를 거부했습니다. 아카데미 편집부는 그 논문을 암 환자에 대하여 '잘못된 희망을 줄 가능성이 있기 때문'이라고 말했습니다.

현재도 젊은 의사들은 '병은 약으로 고치는 것이다. 영양실조 같은 건 존재하지 않고 비타민으로 고친다는 것도 거짓'이라고 의과대학에서 가르치기 때문에 과거의 연구 성과를 알지 못하고 있습니다. 20세기 말까지 의학계 권위와 제약업계가 정보를 완전히 차단해온 것이죠.

그러나 21세기에 들어와 구글 검색을 통해 여러 가지 정보에 접근할 수 있게 되었습니다. 이제 일반인이 스스로 건강을 관리하고 신체적 부조도 스스로 고칠 수 있는 시대가 되었습니다.

만일 내가 제약회사의 신약 개발자였다면

정신의료 학회에서도 보고되고 있는 것인데, 알츠하이머 치료약은 4종류가 있습니다. 2018년 프랑스 보험국은 이들 약제의 효과가 약하기 때문에 보험진료약에서 제외하기로 결정했습니다. 또한 최근 대형 제약회사의 알츠하이머병 치료약의 임상치료 실험이 순조롭게 진행되지 않아서 철회한다고 발표한 제약회사도 있었습니다.

10년 전까지는 알츠하이머의 원인인 '아미로이드β 축적'을 방해하는 백신이 만들어질 것 같다는 이야기도 있었지만 조금도 진전되지 않았습니다.

그것도 당연합니다. 약은 원래 체내에 존재하지 않는 물질로, 효소대사 저해작용이 있습니다. 특히, 알츠하이머병은 효소대사 저해에서는 대폭적인 개선이 어렵지 않을까 생각합니다. 그런 타율이 낮은 개발을 해도 어렵지 않을까요?

제가 만일 신약 담당자였다면, 발상을 전환하여 체내에 필요한 물질이 부족하고 뉴런이 영양실조가 되어서 병이 진행된다고 생각할 것입니다. 호퍼의 분자교정의학을 설명하는 책에서도 그런 내용이 담겨 있습니다.

특히 신경 난치병에는 니아신, 비타민 B1의 대용량이 필요합니다. 그러하다면 다음의 성분이 합쳐진 약을 만들면 된다고 생각하지 않을까요?

1정당,

니아신아미드 500mg

니아신아미드 외의 B50 콤플렉스 성분,

벤포티아민 150mg(비타민 B 유도체),

비타민 C 1000mg

비타민 E(d-α) 100IU

레시틴

1일 1정으로 시작하여 차츰 양을 늘려 최대 6정을 투여합니다.

주의할 사항으로 구토가 생긴다면 니아신아미드가 원인이므로 양을 줄이고, 설사를 하면 비타민 C가 원인이기에 양을 줄입니다.

비타민만으로는 특허를 받지 못해 신약이 될 수 없다면,

당신생(糖新生) 작용을 억제하는 당뇨병 치료제 메트포르민(metformin)을 추가하면 되지 않을까요? 최근에는 특허가 끝난 혈압 강하제를 합쳐서 만든 것도 많이 팔리고 있어서 문제는 없을 겁니다.

메트포르민이라면 특허가 끝난 지 오래된 약이라서 어느 회사에서든 사용할 수 있습니다. 메트포르민으로 비타민 B12의 농도가 낮아질 위험성이 지적되고 있지만 비타민 B50에는 비타민 B12가 들어 있어서 문제는 없을 것입니다.

알츠하이머병뿐 아니라 레비소체병, 전두측두형 인지증, 파킨슨병, 그 외의 신경 난치병에도 유효합니다. 또한 아이의 주의력결핍과다행동장애/학습장애, 그 외의 문제 행동에도 효과가 있습니다.

단, 고단백/저당질식＋프로테인을 실행할 수 있을지의 여부는 가족이 얼마만큼 도와주느냐에 달려 있습니다.

몸도 마음도 쾌적하게 보내기 위한 자기관리법

여기까지 설명해온 것을 조금 정리해볼까요.

- 당질을 삼간다.
- 단백질을 프로테인으로 섭취한다(식사 때는 고기로 단
  백질을 섭취한다).
- ATP 촉진 4점 세트의 건강보조식품을 섭취한다(여성
  은 철 건강보조식품을 반드시 섭취한다).

그리고 여기에 비타민 D, 비타민 A도 추가하면 가장 좋습니다. 통합실조증인 경우는 비타민 B군의 한 가지인 니아신을 대량으로 섭취함으로써 개선되었던 사례도 있습니다. 그 외에 레시틴 같은 건강보조식품을 조합하여 증상에 따른 메가비타민 요법을 실시합니다.

우리 클리닉에서는 값비싼 비타민이 아닌 인터넷 숍에서 누구나 쉽게 구입할 수 있는 비용대비 효과가 좋은 건강보조식품을 소개하고 있습니다.

또한 저는 특정 제조사의 지원 없이 건강보조식품의 품질이나 가격, 효과를 두루 포함하여 '좋다'고 판단한 것을 소개하고 있다는 점을 마지막으로 덧붙이고 싶습니다.

참고. 나의 매일의 식사와 건강보조식품들

<매일의 식사 메뉴>

아침은, 계란 2개로 계란프라이, 프로테인 30g, 과일 조금.

점심은, 6P치즈 2개, 프로테인 60g.

저녁은, 고기와 생선을 위주로.

토요일 밤에는 외식을 즐긴다. 단, 당질이 없는 메뉴로.

<매일의 건강보조식품>

비타민 C 1g×6~9

비타민 B50×3

니아신 500mg×3

(각각 아침·점심·저녁 3회)

구연산 마그네슘 200mg×2

메가하이드레이트(Mega Hydrate, 먹는 수소)×2(Amazon
  에서 구입)

(각각 아침·저녁 2회)

벤포티아민×1

세레니움 200mcg×1

Now 울트라 오메가3×2

(각각 아침만 1회)

비타민 A 25000IU×1

비타민 D 10000IU

비타민 E 400IU×5(d-α토코페롤과 믹스 토코페롤을 격일로)

토코민(믹스토코페롤)×1

Optizinc(아연) 30mg×3~5

유비키노루(환원형 CoQ10) 100mg×2

아세틸 L카르니틴 500mg×2

R리포산×1

레시틴×3

(각각 저녁에만 1회)

<먹지 않는 것>

트랜스 지방산(마가린, 쇼트닝)은 일절 입에 대지 않음.

정제당질은 일절 먹지 않음.

제5장

영양개선에 의한 치료사례집

좋은 치료란 '실제로 좋아져 증명된 치료사례'를 제시할 수 있어야 한다고 생각합니다.

당연하다고 생각할지 모르지만, 증상이 개선된 사례를 제시하지 못하는 건강법·치료법이 무척이나 많습니다.

마지막으로 5장에서는 이제까지의 식사지도와 메가비타민의 처방을 주요 치료법으로 하여 증상이 회복된 사례를 소개하려고 합니다.

치료성공 사례가 의미하는 것

환자를 철저히 보기 때문에 자신 있게 말할 수 있다

인터넷 상에는 '○○건강법이 좋다''아니, △△치료가 효과 있다' 등등의 다양한 정보가 난무합니다. 일반인이 보면 많은 의사들이 여러 가지 치료법을 말하고 있어서 대체 어느 건강법, 치료법이 옳은지조차 판단할 수 없습니다.

일반인은 자신이 직접 체험한 것으로밖에 판단할 수 없어서 N(증명된 사례의 수)=1로 판단하게 됩니다. 병원에 고용되어 월급을 받는 봉직의가 주 2회 오전에만 외래진료를 본다면 N＝200 정도일 것입니다.

저는 개업의로서, 개업의는 아침부터 밤까지 오랜 시간 진료하기 때문에 N＝1000~1500의 사례를 가지고 있습니다. 개업의가 가장 많은 사례를 가지고 검증할 수 있는 입장에 있기 때문에 실제로 치료하여 고친 사례를 제시하기 쉽습니다.

예컨대 비타민 C로 감기를 예방할 수 있는지에 대한 논의도 '논문에 어떻게 쓰여 있는가'보다 '실제 어땠는가'를 확인하면 되는 게 아닐까요? 우리 클리닉의 환자도 비타민 C를 먹기 시작하고 좀처럼 감기에 걸리지 않게 되었다고 말해주었습니다. 비타민 C를 끊었더니 다시 감기에 걸려 다시 먹기 시작했다는 사람도 많았습니다. 이런 사실들로 비타민 C는 감기예방에 효과가 있다고 판단하는 것이 타당할 것입니다.

그러나 실제 어떠한지를 확인하지 않고, 즉 임상으로 확인하지 않고 이런저런 주장을 하는 의사를 보면 과연 '환자를 철저히 진찰하고 있는가?'라는 의문이 듭니다.

저는 '고단백/저당질식＋철＋분자영양학(미츠이시 이론)＋분자교정의학'이 최고의 치료법이라고 확인했습니다. 실제로 이 치료법으로 회복된 사례도 다수 제시합니다. 아무리 그럴 듯한 이론일지라도 실제로 증상이 좋아진 사례를 제시하지 못하는 치료법은 의미가 없습니다.

환자를 진찰하고 치료하는 것을 뒤로 미루고 논문에서 이론을 전개하는 의사의 주장에는 신빙성이 결여되어 있습니다.

논문에서 이론을 전개한다면 그 논문이 편견 없이 거짓이 아님을 누구나 납득하는 형태로 증명해야 할 필요가 있습니다. 환자의 솔직한 심정은 '이론 따위 아무래도 좋으니 병이 낫는 방법을 알려 달라'는 것입니다. '실제로 회복된 치료사례'를 제시하는지를 확인하고 그 치료법이 좋은 치료법인지를 판단하면 되는 것입니다.

치료사례의 혈액검사가 나타내는 수치에 대하여

이제 소개하는 사례 가운데는 진료를 받았을 때 이뤄진 혈액검사 수치가 자주 등장합니다. 영양요법을 실천하는 데 있어 단백질이나 철이 어느 정도나 채워져 있는지를 측정하는 지표이기 때문입니다. 자주 등장하는 검사 항목에 대하여 설명해보려 합니다. '일반적인 기준값'이라는 것은 건강한 사람 대다수의 검사데이터를 근거로 통계학적으로 나온 수치입니다. 95%의 사람이 기준값 범위에 있다고 말할 수 있습니다.

또한 혈중 요소질소(BUN)와 평균 적혈구용적(MCV) 및 페리틴에 대해서는 우리 클리닉의 독자적 기준으로 판단하고 있어서 '우리 클리닉의 목표값'이라고 적었습니다.

- **BUN(요소질소)**⋯⋯혈액 중 요소에 포함된 질소 성분입니다. 수치가 높으면 신장 기능장애, 기준치 미만은 단백질 섭취부족입니다(중증 간 기능 장애일 때도 낮습니다).

  ○일반적인 기준값　　8~20(mg/dl)

  ●우리 클리닉의 목표값　15~20(mg/dl)

- **RBC(적혈구수)**⋯⋯적혈구의 수로 기준값 미만은 빈혈을 의심할 수 있습니다.

  ○일반적인 기준값　남성 : 430~570(만 개/μl)

여성 : 380~500(만 개/μl)

- **HGB(헤모글로빈)**……혈액 중 철의 양으로 기준값 미만은 빈혈이 의심됩니다.

  ○ 일반적인 기준값   남성 : 13.0~16.6(g/dl)

  여성 : 11.4~14.6(g/dl)

- **MCV(평균 적혈구용적)**……적혈구의 크기로, 기준값 미만은 철결핍성 빈혈이 의심됩니다(철결핍성 빈혈=소구성 빈혈). 반대로 너무 크면(대구성 빈혈) 비타민 B12 부족, 엽산 부족이 의심됩니다.

  ○ 일반적인 기준값 80~100(fl)

  ● 우리 클리닉의 목표값 95~98(fl)

- **페리틴**……철분을 저장하고 있는 단백질의 양입니다.

  ○ 일반적인 기준값   남성 : 20~220(ng/ml)

  여성 : 10~85(ng/ml)

  ● 우리 클리닉의 목표값 100(ng/ml)

페리틴 수치에 대하여

철의 부족이 빈혈의 원인이라는 사실은 널리 알려져 있습니다. 빈혈 중 가장 많은 것이 '철결핍성 빈혈'입니다. 혈액 중 헤모글로빈은 철을 중심으로 만들어지고 호흡을 통해 들어온 산소를 몸 구석구석으로 운반하는 중요한 역할을 맡고 있습니다. 그리고 운반된 산소를 이용하여 몸 구석구석에서 살아가기 위한 에너지를 생성합니다. 그때도 철의 작용은 빠지지 않습니다.

건강검진에서 철의 지표가 되는 것이 '헤모글로빈'이라고 생각하는 사람도 많지만, 진정한 의미에서 철 부족의 지표가 되는 것은 '페리틴 수치'입니다.

헤모글로빈은 혈액 안에서 활동하는 철분입니다. 한편 페리틴은 단백질로 안에 철을 저장할 수 있고, 간세포를 중심으로 온몸에 분포되어 있습니다. 혈액 속 철분이 부족하면 페리틴에 축적되어 있던 철분이 나와 혈액 속 철분의 양을 조정합니다. 따라서 헤모글로빈 수치가 정상이더라도 페리틴 수치가 낮으면 그만큼 철의 저축량이 줄어들어 철 부족으로 인한 증상이 나타납니다. 이것을 돈에 비유하여 평소 휴대하면서 쓰는 지갑 안에 든 돈은 헤모글로빈, 통장에 저축한 돈은 페리틴인 것입니다. 결국 저축한 돈까지 포함하지 않고는 진짜 그 집안의 경제 상황을 알 수 없습니다.

페리틴은 일반 건강검진에서는 측정하지 않지만 페리틴 측정이 중요하다는 사실을 깨닫고 측정하는 병원이 차츰 증가하고 있습니다.

완치로 가는 길

[치료사례] 고단백/저당질식＋철로 우울병을 완치하다

40대 후반의 여성 환자입니다. 2017년 2월에 사랑하는 어머니가 세상을 떠나고 그 2개월 뒤 딸이 취직하여 집을 떠나게 되어 홀로 생활하기 시작했습니다. 그 무렵부터 외로움 때문인지 마음이 울적한 날이 이어졌습니다. 밤에 몇 번이고 잠이 깨고 좀처럼 잠들지 못했습니다. 눈물이 나고 멈추지 않을 때도 종종 있었습니다. 식욕은 그런 대로 있었지만 당질 섭취가 많았다고 합니다.

2017년 4월에 우리 클리닉을 찾아와 진료를 받았고, 우울병이라고 진단했습니다. 혈액검사 결과는 BUN 10.3, 페리틴 14로 역시나 철·단백질이 부족했습니다. 초진에 세로토닌을 늘리는 제이졸로프트(항우울제) 25mg＋도그마틸(항우울제) 50mg＋메이락스(항불안) 0.5mg＋페럼(철분제)을 처방하고 고단백/저당질식을 지도했습니다.

다음달 5월에는 꽤 건강해지고 밤에도 잠들 수 있게 되

었습니다. 과자나 주스는 삼가고 이제까지 매일 먹지 않던 계란과 고기를 먹을 수 있었습니다. 마음도 안정을 찾아서 메이락스를 중지했습니다.

7월 진료 때 본인은 이미 완전히 건강해졌다고 말했습니다. 혈액검사를 한 결과, BUN 17.7, 페리틴 29로 순조롭게 좋아지고 있었습니다. 그래서 그 시점에서 도그마틸을 중지했습니다.

그리고 10월, 완전히 건강해져 약을 먹는 것도 잊을 정도라고 말해서 제이졸로프트는 격일로 복용하다가 중지하고 상태를 다시 살펴보기로 했습니다. 복용하는 약의 양도 줄어서 그 시점에서 메가비타민을 제안하고 B50＋C1000＋E400을 시작했습니다.

다음해인 2018년 1월, 비타민을 먹고 더 활력을 찾았고, 피부도 좋아졌다며 기뻐했습니다. 제이졸로프트는 중지했지만 문제가 전혀 없었기 때문에 처방은 페럼(철분제)만 했습니다.

혈액검사 결과는 BUN 11.6, 페리틴 59로 페리틴 수치가 명백히 개선되어 있었습니다.

이처럼 여성의 우울병은 철·단백질의 부족이 원인이었

다는 사실을 알 수 있습니다. 고단백/저당질식＋철로 반 년 만에 약을 먹지 않아도 되었습니다. 약을 먹어야 한다 는 것조차 잊을 만큼 상태가 좋아졌다면 약의 복용은 끝 내도 좋습니다.

건강해진 시점에서 단백질 위주의 식사가 조금 느슨해 졌지만 이미 페리틴은 상승한 상태였기 때문에 그 단계에 서 메가비타민을 시작함으로써 한층 더 건강해질 수 있었 습니다.

[치료사례] 직장의 인간관계로 건강이 나빠졌다고 말하지만 사실은 영양상태가 나쁘다

40대 후반의 여성입니다. 반년 전부터 직장 내 인간관계가 악화되면서 고민이 시작되었습니다. 그 때문인지 몸 상태까지 나빠졌습니다. 직장 동료들과 만나는 게 싫고 몸이 나른해 아침에 일어날 수도 없어 자주 직장도 쉬었습니다. 하지만 쉬어도 몸 상태는 회복되지 않았고 집안일도 의욕이 생기지 않아 할 수 없었습니다.

이처럼 '직장 내 인간관계''직장에 의한 스트레스'를 호소하는 환자들이 정말 많습니다. 이 환자가 전형적인 사례로 볼 수 있습니다.

우리 클리닉을 찾아와 처음 진료를 받은 것은 2018년 2월이었습니다. 혈액검사 결과는 간 기능을 보는 AST(Aspartate Aminotransferase)와 ALT(Alanine transaminase)가 각기 13과 8이었고, γGTP(glutamyl transpep tidase) 11, ALP(Alkaline Phosphatase) 31, BUN 11.3, 페리틴 6

이었습니다. 이들 수치를 보면 전형적인 '가장 심각한 철·단백질 부족'이라는 사실을 알 수 있습니다.

정신과 진단으로는 우울병이었습니다. 이처럼 영양 상태가 나쁘면 유연한 사고를 할 수 없게 됩니다. 자꾸 사고의 흐름이 극단적으로 흘러가 버립니다. 게다가 사소한 일에도 민감하게 반응하여 우울해지는 일이 많습니다. 일단 기분이 가라앉으면 시간이 흘러도 좀처럼 좋아지지 않습니다. 마음의 전환이 자유롭게 이뤄지지 않습니다.

여기서 철과 단백질을 철저히 섭취하여 영양 상태가 좋아지면 신경전달물질이 적절히 분비되어 유연한 사고가 가능해집니다. 사소한 일은 가볍게 흘려보내고 외부의 작은 공격에는 꿈쩍하지 않습니다. 무슨 일이 있어 마음이 울적해져도 금방 좋아집니다. 그만큼 기분 전환이 쉬워지는 것입니다.

정신적 부조에 더불어 직장 환경이 나빠진 것이 큰 영향을 미쳤을 게 분명합니다. 그런데 환경이 빠른 시일 안에 좋아질 기미가 없는 경우에 동요하지 않고 냉정하게 대응하는 것이 중요합니다. 영양 상태가 좋아지면 대인관계에 의한 스트레스에도 강해집니다. 그렇게 되면 쓸데없

는 일 따윈 신경도 쓰지 않고 당당히 자신의 의견을 말할
수 있습니다.

스트레스에 강해지기 위해서는 단백질과 철, 여기에 비
타민 B50＋비타민 C＋비타민 E를 추가하면 최고입니다.

[치료사례] 가장 전형적! 철·단백질 부족을 동반한 공황장애

40대 초반인 여성으로 두 자녀를 둔 전업주부입니다. 중학생 때부터 고등학생 무렵까지 빈혈로 약을 먹은 적이 있습니다. 2015년에 갑자기 가슴이 두근거리기 시작하고 잠들지 못하는 날이 이어졌습니다. 연령적으로 갱년기장애일지 모른다는 생각에서 산부인과 진료를 받았지만, 특별한 병명을 진단받지는 않았습니다.

그 후 2017년 12월에 또 갑자기 기분이 나빠졌습니다. 가슴이 답답하고 숨이 막혀오는 듯했습니다. 머리도 무겁고 이명이 들리기도 했습니다. 회식에 참석했을 때는 돌연 속이 울렁거리고 현기증으로 주저앉기도 했습니다.

해가 바뀌어 2018년 1월, 우리 클리닉을 찾아와 진료를 받았습니다. 식생활에 대하여 물으니 달콤한 것을 즐겨 먹었고 주스도 자주 마시고 있었습니다.

혈액검사를 해보니, BUN 12.7, 페리틴 42였습니다. 심각한 단백질 부족 상태입니다. 페리틴도 충분하지 않았습니다.

그래서 고단백/저당질식을 하도록 지도하고, 제이졸로프트(항우울제) 25mg＋도그마틸(항우울약) 50mg＋메이락스(항불안약) 0.5mg＋페럼(철분제)을 처방했습니다.

다음 달에는 꽤 마음이 차분해졌습니다. 지금까지 좀처럼 먹지 않던 계란이나 고기를 철저히 챙겨 먹었습니다. 메이락스의 복용은 중지했습니다.

4월 상당히 건강해지고 숨 막히는 증상도 가벼워졌습니다. 혈액검사는 BUN 13.4, 페리틴 84였습니다. 제이졸로프트, 도그마틸은 격일로 복용하며 그 양을 줄였습니다.

2018년 9월이 되니 숨 막히는 증상도 완전히 사라지고 다른 증상도 거의 나타나지 않았습니다. 페럼은 먹었지만 정신과 관련의 다른 약은 먹는 걸 잊을 정도가 되었습니다. 그래서 페럼만 복용하고 다른 약은 전부 끊었습니다.

2018년 12월에 한 혈액검사는 BUN 13.2, 페리틴 100이었습니다. 철이 충분히 채워졌고 경과는 양호했습니다. 철 부족이 개선된 전형적인 사례라고 말할 수 있을 것입니다.

[치료사례] 철·단백질 부족으로 머리 회전이 안 되던 여성의 완전 회복

학교 선생님으로 일하는 20대 후반의 여성입니다. 2012년 첫째 아이를 출산했습니다. 그 이후 육아휴직을 거쳐 2015년 4월부터 학교 교사로 복직했습니다.

그런데 곧 몸 상태가 나빠 고민에 빠졌습니다. 두통이 있고 아침에는 속이 울렁거려 토할 것 같거나 설사를 했습니다. 그리고 점차 기분이 우울해졌습니다. 그런 나날이 이어지고 강하게 초조감을 느꼈습니다. 학생들에게 공부를 가르치는 선생님인데 머리가 전혀 돌아가지 않았습니다. 밤에도 잠을 자지 못했고 몇 번이고 잠에서 깼습니다. 그런 까닭에 아침에 일어날 때는 기분이 나빴습니다.

또 식욕이 없음에도 불구하고 폭식을 하기도 하여 체중 변화가 컸습니다.

그 모습을 보다 못한 남편과 함께 2015년 6월에 우리 클리닉을 찾아와 진찰을 받았습니다. 신장 153cm, 몸무게 51kg. BUN 14.7, 페리틴 23.

문진을 할 때 확실히 반응이 무뎠고 머리 회전이 뚜렷이 나쁘다는 것을 실감했습니다.

먼저 고단백/저당질식을 하도록 지도하고, 제이졸로프트 25mg＋도그마틸 100mg＋메이락스 0.5mg＋페럼(철분제)을 처방했습니다. 이때 병가를 위한 진단서도 써주었습니다.

2015년 7월, 상당히 안정을 찾아 복직할 수 있었습니다.

그 후 3개월간 치료가 중단되었고, 11월이 되어 다시 진료를 받으러 왔습니다. 또다시 상태가 나빠졌기 때문입니다. 아침에 외출하려고 하면 구토증이 일었고, 얼마 전에는 학교에서 과호흡으로 응급실로 실려 갔다고 했습니다.

그래서 다시 약을 처방하고 제이졸로프트는 50mg으로 복용량을 늘렸습니다. 다시 병가를 위한 진단서를 써주었습니다.

2016년 1월 꽤 건강을 회복했지만 아직은 혼자 외출할 수 없는 상황이었습니다. 식사로 계란, 고기를 충분히 먹고 있었고, 밤에 잠을 잘 수 있게 되었다고 하여 메이락스는 복용을 중지했습니다.

2월 혈액검사를 한 결과, BUN 13.0, 페리틴 114로 꽤 건강해졌기에 복직 가능성이 높아졌습니다. 2월에는 복직을 위한 훈련을 받았고 드디어 4월에 멋지게 복직에 성공했습니다.

7월 다시 진료를 받으러 왔을 때는 안정된 상태로 일도 힘들이지 않고 해내고 있었기 때문에 제이졸로프트, 도그마틸, 페럼을 격일로 복용하도록 했습니다.

9월 혈액검사에는 BUN 19.9, 페리틴 100으로 단백질도 회복되었습니다. '올해는 여름에 더위를 먹지 않을 만큼 건강해졌다'며 좋아했습니다.

2018년 7월 진료를 받을 때는 4월에 다른 학교로 이동하게 되었지만 문제없이 일을 해낼 수 있었다고 합니다. 진찰했을 때 매우 건강해보였고 문진에 대한 답을 할 때도 머리 회전이 좋아진 것을 분명히 알 수 있었습니다. 식사로 계란과 고기를 충분히 먹고 있었습니다. 약을 완전히 끊기는 두렵다고 하여 때때로 복용하기로 했습니다.

그녀는 전형적인 임신출산 후의 철·단백질 부족에 의

한 증상을 보였습니다. 동물성 단백질을 충분히 섭취하도록 지도한 것을 잘 지켜 BUN 수치가 19.9로 회복되었던 것은 놀라운 일이었습니다. 철·단백질 부족이 해소되면서 무더위 속에서도 지치지 않았습니다. 그녀를 초진했을 때는 우리 클리닉에서 아직 프로테인을 권하지 않았기 때문에 회복하는 데 시간이 꽤 필요했지만 프로테인+ATP 세트라면 더 빠르게 회복할 수 있었을 것입니다.

[치료사례] 공황발작으로 힘겨워하던 여성이 프로테인으로 회복

40대 후반의 여성입니다. 2006년에 첫째 아이를 출산했습니다. 2010년, 전철 안에 있을 때, 엘리베이터 안에 있을 때, 공황발작을 일으켰습니다. 또한 발작이 일어나면 어쩌지 하는 불안감(예기불안)도 강해 근처 정신과를 찾았습니다. 그곳에서 파키실 30~40mg을 처방받고 그 후 증상이 멈췄습니다.

그런데 2015년 10월 돌연 공황발작이 재발했습니다. 숨쉬기가 어려워지고 집안일도 할 수 없었는데 이런 신체적 부조를 남편은 전혀 이해해주지 않아 정신적으로 더욱 힘든 처지가 되었습니다.

2016년 1월 우리 클리닉에서 진료를 받고 혈액검사를 하니 BUN 12.1, 페리틴 8이었습니다. 극단적인 철 부족에 단백질도 부족한 상태였습니다. 공황발작 외에 현기증도 있었습니다.

식사는 원래 조촐하게 밥과 간단히 야채 반찬을 먹었었습니다.

그래서 고단백/저당질식을 하도록 지도하고 제이졸로프트 25mg＋도그마틸 100mg＋메이락스 0.5mg＋페럼(철분제) 1정을 처방했습니다.

2016년 3월 재진 때는 계란과 고기를 충분히 먹고 있다고 말했습니다. 공황발작도 꽤 안정되었다고 하여 메이락스의 복용을 중지했습니다.

한 달 뒤 4월 진료 때 혈액검사에서는 BUN 10.6, 페리틴 27로 상승했습니다. 그로부터 2개월 뒤인 6월에는 몸 상태가 좋아졌고 전철도 탈 수 있게 되었다고 해서 도그마틸의 복용을 중지했습니다. 그러나 제이졸로프트를 그만둘 자신은 없다고 하여 25mg으로 계속 처방했습니다.

2016년 10월 혈액검사에서는 BUN 12.0, 페리틴 67로 회복했습니다.

그 뒤로는 악화되는 일 없이 순조롭게 지냈는데, 2017년 8월에는 생리 전에 초조하고 일어설 때 현기증이 있어서 비타민 C와 비타민 E를 먹기 시작했습니다.

2018년 2월 혈액검사에서는 BUN 12.3, 페리틴 65가 나왔습니다. 단백질 양을 판단하는 BUN의 수치가 올라가지 않아서 프로테인을 먹기 시작했습니다.

5개월 뒤 프로테인을 시작하고 활력이 생겼다고 말했습니다. 또한 일어설 때 느끼던 현기증도 사라지고 체력도 생겼다고 합니다. 약도 제이졸로프트 25mg 1/2정을 격일로 복용하여 양을 줄였습니다.

2016년 무렵에는 우리 클리닉에서 프로테인을 추천하지 않았는데, 이 여성은 이제까지 좀처럼 먹지 않던 계란이나 고기를 섭취하기 위해 노력했지만 그것만으로는 부족한 단백질 양을 채우지 못했던 것입니다. 여성일수록 프로테인이 필요하다는 사실을 알게 된 사례였습니다.

[치료사례] 주의력결핍과다행동장애의 4세 남아, 3개월 만에 안정을 찾다

4세 남아입니다. 어머니는 임신했을 때부터 빈혈이 있었고 BUN 수치가 한 자리에 그칠 만큼 심각한 단백질 부족 상태였습니다. 2017년 9월부터 고단백/저당질식＋프로테인＋철＋메가비타민을 시작하여 극적으로 건강해진 사례입니다.

남아는 신장 100cm, 몸무게 14.2kg이었습니다. 몸놀림이 끊임없이 이어지고 몹시 산만했습니다. 말도 느렸고 대화를 나누기 어려운 상태였습니다. 또한 천식 치료를 받고 있었습니다. 피아노를 배우고 있었지만, 몸이 불안전하여 반듯한 자세로 앉아 있을 수 없었습니다. 혈액검사에서는 페리틴 64이었습니다.

어머니가 나의 치료 사례집을 보고 건강보조식품으로 씹어 먹는 철 27mg×3~4개를 아이에게 먹였습니다. 고단백/저당질식을 시작했고, 킬레이트철 27mg, 비타민

B50, 비타민 C, 오메가3도 먹기 시작했습니다.

2018년 3월, 우리 클리닉에서 진료를 받고 프로테인을 권했습니다. 인크리민 시럽(철분제)을 처방했습니다. 비타민 A 10000IU, 비타민 B50×1/2, 니아신 250mg, 비타민 C 2000mg, 비타민 D 5000IU. 비타민 E 400IU, 오메가3, 그 외에 아연과 마그네슘도 섭취했습니다.

6월에는 BUN 13.9, 페리틴 127이 되었습니다. 인크리민을 먹지 않은 상태에서 프로테인도 좀처럼 먹지 않았지만 고단백/저당질식은 충분히 섭취했습니다.

그 결과, 보통 수준으로 대화를 나눌 수 있을 정도로 좋아졌습니다. 산만함도 사라져 조금 차분해졌습니다. 어머니가 가장 기뻐했던 변화는 가만히 서서 노래할 수 있었다는 것, 다른 친구들과 함께 무엇인가를 할 수 있게 되었다는 것, 천식이 사라졌다는 것, 그리고 아이가 먼저 친구들에게 놀자고 말하게 되었다는 사실입니다. 피아노 선생님도 몸이 안정되었다고 말해주었다고 합니다.

식이요법이나 메가비타민 요법은 3~6개월간 지시한 양을 충실히 섭취할 수 있으면 모든 사람이 회복합니다. 반년 만에 IQ가 20이나 상승하는 일도 많습니다. 연 단위로 꾸준히 실천하면 더욱 개선될 것입니다. 핵심은 신경발달에 필요한 영양소의 충분한 양을 채워주는 것입니다. 그러면 공부도 운동도 잘하게 됩니다.

[치료사례] 빈혈+우울병이던 여성이 1년 만에 거의 완치

5년 전부터 매크로바이오틱(채식요법)을 꾸준히 실천해 오던 40대 전반의 여성입니다. 매크로바이오틱을 실천하기 전부터 빈혈이라는 진단을 받았습니다. 3세 아이를 키우는 중이던 2017년 8월에 남편의 장기 해외출장이 결정되었습니다. 그 일을 계기로 시아버지로부터 빈번히 전화가 걸려왔고 불안감이 한꺼번에 밀려와 아이에게 짜증을 쏟아내는 상황이 벌어졌습니다. 감정에 복받쳐 눈물이 멈추지 않을 때도 있었습니다.

9월에 접어들어 우연히 제 책을 보고 우리 클리닉을 찾아와 진료를 받았습니다. 혈액검사는 BUN 16.7, Hgb 8.6, 페리틴 6이라는 철 부족 상태로 나왔습니다. 약은 제이졸로프트 25mg+도그마틸 50mg+메이락스 0.25mg+페럼(철분제)을 먹기 시작하고, 고단백/저당질식+프로테인을 섭취하도록 지도했습니다. 또한 건강보조식품은 Now 아이언+B50+C1000+E400의 ATP 세트를 표준량을 먹도록 했습니다.

한 달이 지난 10월에 완전히 안정을 찾아서 메이락스의 복용은 중지하고 프로테인을 충분히 먹고 고단백/저당질 식을 꾸준히 이어가도록 지도했습니다.

12월 혈액검사에서는 BUN 18.0, Hgb 12.7, 페리틴 43으로 개선되어서 그 시점에서 도그마틸의 복용을 중지했습니다. 그러나 2018년 3월에 안정을 찾았지만 때때로 강한 불안이 있다고 호소하여 불안·우울에 효과가 있는 니아신 100mg×3을 시작했습니다.

2018년 5월의 혈액검사에서는 BUN 15.6, Hgb 12.2, 페리틴 94로 철분 수치가 뚜렷이 향상되었습니다. 한 달이 지난 6월에 진료했을 때는 완전히 안정을 찾은 모습이었습니다. 제이졸로프트를 격일로 복용하여 양을 줄이고, 문제가 없다면 복용을 중단하도록 지시했습니다. 페럼만 계속 복용하도록 했습니다.

매크로바이오틱이나 현미밥에 채식 위주의 식사를 하는 여성은 매우 심각한 철·단백질 부족 상태를 보이는 경우가 많습니다. 빈혈을 개선하기 위해서는 먼저 단백질

그리고 철, 비타민 B6, 엽산, 비타민 B12, 비타민 C 등이 필요합니다. 이 여성은 책을 읽고 진료를 받았기에 처음부터 프로테인+ATP 세트를 먹었습니다. 그래도 완치될 때까지 1년 가까운 시간이 필요했습니다. 프로테인 없이 메가비타민 없이 치료했다면 아마 몇 년은 더 걸렸을 것입니다.

[치료사례] 학습장애 남자아이, 6개월 만에 우등생이 되었다

2017년 9월, 30대 후반의 어머니가 학습장애(LD)로 진단받은 6세 아들과 함께 진료를 받으러 왔습니다. 제가 페이스북에 올린 기사와 제 책을 읽고서 얼마 전부터 고단백/저당질식을 시작했다고 합니다.

아이는 신장 110cm, 몸무게 18.4kg의 초등학교 1학년생입니다. 학습장애로 진단받았고, 말이 느리고 발음도 분명하지 않았습니다. 아직 글을 읽고 쓰지도 못해 국어도 수학도 거의 0점이었습니다. 또한 손 씻는 것도 서툴렀고 자주 집중력이 떨어져 멍해지고 넘어지는 일도 잦았습니다. 몸이 약하고 춤을 비롯해 운동도 서툴렀습니다.

혈액검사 결과 BUN 18.7, 페리틴 20이었습니다. 킬레이트철인 어드밴스드 페로첼(Advanced Ferrochel) 27mg×2~3정, 비타민 B50, 니아신, 비타민 C, 비타민 E를 먹기 시작했습니다.

그리고 12월에 재진을 받았는데, 놀랍도록 건강해져 있었습니다. 친구들과 대화도 잘 나눴고 의사소통도 원활해졌습니다. 몸놀림도 차분해지고 빨리 달릴 수 있었습니다. 그리고 공부에 집중할 수 있었고 끈기도 생겼습니다. 또한 한자시험 점수가 대폭적으로 올랐습니다.

혈액검사 결과도 BUN 26.7, 페리틴 167로 상승했습니다. 니아신 500mg×2 + 니아신아미드 500mg×2를 먹고 철은 채웠기 때문에 현재 페로켈 2~3정을 격일에 1정으로 줄이도록 했습니다.

그리고 2018년 4월 재진 때는 놀랍게도 글자를 읽고 쓸 수 있었고, 두꺼운 책도 술술 읽었습니다. 국어도 수학도 80~100점을 받아 우등생이 되었습니다.

운동도 다른 아이들처럼 할 수 있었습니다. 하지만 아직 손끝은 야물지 않았고 다른 아이와 협조하는 데도 서툴렀습니다. 혈액검사는 BUN 17.4, 페리틴 150으로 착실히 좋아지고 있었습니다.

반년 전에 비해 체중은 3kg이 증가했습니다. 프로테인 20~30g, 비타민은 A, B, 니아신, C, D, E를 복용했습니다. 비타민 B 100×2, 비타민 C 4~5g, 비타민 E 400IU. 이

전에는 니아신 1g+니아신아미드 1g을 복용했지만 구토증이 생겨서 지금은 니아신 1g을 먹고 있습니다. 레시틴, 오메가3, 철분제도 복용하고 있습니다.

반년 만에 극적인 개선을 보였기에 저도 놀랐습니다. 시험도 고득점을 받아 불과 얼마 전까지 늘 0점이었던 아이라고는 생각할 수 없었습니다. 다른 주의력결핍과다행동장애, 학습장애로 진단받은 사례에서도 비록 서툴러도 읽고 쓰게 되었고 2~3개월 만에 한자 실력이 향상된 예는 많았습니다. 협조운동장애나 운동신경이 개선되는 데는 다소 시간이 걸리는 것도 다른 아이와 같았습니다. 프로테인 체중×1g 이상, 비타민 B, 니아신, 비타민 C, 비타민 E의 다량 섭취가 가장 효과가 있었습니다.

[치료사례] 산후 철·단백질 부족에는 ATP 세트가 최강

　30대 전반인 여성입니다. 2016년 12월에 첫 아이를 출산했는데 출산 후 왠지 신경질적이 되었습니다. 굉장히 예민해져 사소한 일로 남편과 부딪쳤습니다. 밤이 되면 혼란스럽고 공황에 빠져 구급차를 부른 적도 있습니다. 그래서 시골집으로 휴양하러 가게 되었습니다.

　시골집 근처에 있는 내과에서 한방약인 억간산(抑肝散), 보중익기탕(補中益氣湯)을 처방받아 먹고 차츰 안정된 상태로 생활했습니다.

　2017년 12월 남편 곁으로 돌아왔지만 다시 불안과 초조로 남편과 자주 부딪쳤습니다.

　그리고 2018년 2월 우리 클리닉을 찾아와 진료를 받았습니다. 혈액검사를 한 결과 BUN 16.2, 페리틴 33이었습니다. 월경전 증후군(PMS)도 악화되었습니다. 지금까지 복용해온 억간산 3포, 보중익기탕 3포를 계속 복용하면서 여기에 페럼(철분제)을 처방하고 고단백/저당질식을 먹도록 지도하고 프로테인을 권했습니다. 또한 건강보조 식품 킬레이트철인 Now 아이언＋비타민 B50＋비타민 C1000＋비타민 E400을 먹기 시작했습니다.

다음 달인 3월에는 꽤 활기를 회복하여 힘든 일도 사라졌습니다. 짜증내는 일이 없어지자 남편도 놀랐다고 합니다. 월경전 증후군도 사라졌습니다. 계란과 고기를 열심히 먹었지만 프로테인은 먹지 않았습니다. 증상이 개선되어서 두 종류의 한방약 3포를 2포로 줄였습니다.

출산 후, 철·단백질 부족으로 남편과 부딪치는 일은 흔히 있는 패턴입니다. 이런 환자는 페리틴 10 이하인 사람이 대부분입니다.

철·단백질 부족으로 인해 남편과 자주 부딪치고 관계가 삐걱거리는 경우도 많지 않을까요?

고단백/저당질식＋철분제가 치료의 기본인데, 이것만으로는 아무래도 증상이 좋아지는 데 시간이 걸립니다. ATP 세트와 함께 먹으면 4배 정도는 빠른 속도로 개선되는 것 같습니다. 여기에 프로테인을 추가하면 더 좋을 것입니다.

정리하자면, 월경전 증후군에는 비타민 B6+비타민 E
가 유효합니다. ATP 세트는 철+비타민 B50+비타민
C1000+비타민 E400입니다.

철은 27mg 3~4정, 혹은 36mg 2~3정을 권합니다.

<출산 후 우울증에 대응하는 비타민 기본량>

비타민 B50 : 2정, 아침저녁.

비타민 C1000 : 3정, 아침점심저녁.

비타민 E400 : 1~2정, 아침.

철 : 밤에 섭취.

<출산 후 우울증이 심한 경우에는 메가량>

비타민 B50 : 3~6정, 아침점심저녁.

비타민 C1000 : 9~12정, 아침점심저녁(장내성 용량의
2/3 정도)

비타민 E400 : 3~5정, 아침.

[치료사례] 프로테인과 철분제를 먹고 있어도 임신하면 철·단백질이 부족해진다

초진 당시 20대 후반의 여성입니다. 2012년에 둘째 아이를 출산한 뒤 우울병이 되어 우리 클리닉을 찾아와 진료를 받았습니다. BUN 9.8, 페리틴 19.

고단백/저당질식, 제이졸로프트, 도그마틸, 페로미아(철분제)로 증상은 빠르게 좋아져 최근에는 페로미아만 처방했습니다.

2017년경부터 저의 페이스북을 읽고 프로테인, 메가비타민을 시작하여 몸 상태는 매우 좋았습니다.

2017년 7월, 셋째 아이를 임신했습니다. 혈액검사 결과는 알부민 4.6, BUN 10.2, 페리틴 83이었습니다. 고단백/저당질식을 강화하고 프로테인 20g를 꾸준히 섭취할 것을 권했습니다.

그런데 2018년 3월 임신 9개월째 돌연 기분이 가라앉더니 눈물이 멈추지 않았습니다. 혈액검사 결과 알부민

3.5, BUN 10.0, 페리틴 28로 낮아져 있었습니다. 프로테인은 자주 먹지 않았다고 합니다. 그래서 프로테인 20g×3으로 양을 늘려 먹도록 했습니다.

이처럼 프로테인과 철분제를 먹어도 임신을 하면 급격히 알부민이나 페리틴이 저하됩니다. 이 환자는 건강했을 때도 BUN은 10 전후로 단백질 부족이 이어졌는데, 그것이 우울증상이 재발한 원인으로 보였습니다. 이러한 환자에게는 임신했다는 것을 안 시점부터 식사와 함께 단백가 환산 체중×2g 정도의 단백질 섭취가 필요합니다.

체중 50kg인 여성이라면 프로테인 20g(60cc)×3 정도가 필요한 거죠.

[치료사례] 프로테인＋ATP 세트로 가정붕괴의 위기를 극복하다

직업이 의사로 세 자녀를 둔 어머니(40대 전반)입니다. 2004년에 첫째 아이를 출산한 뒤 우울병에 걸렸습니다. 이후 가까운 정신과 클리닉을 오가며 약물치료를 이어왔습니다. 상태가 이러다보니 출산 후에는 의사 일을 하지 못했습니다.

최근 몇 년간 파키실(항우울제) 40mg를 처방받아 약물치료를 이어왔습니다. 파키실을 감량하면 증상이 악화되어 꼼짝할 수 없었습니다.

2017년 10월, 제 책을 읽은 남편의 권유로 우리 클리닉에서 진료를 받았습니다. 우울증 때문에 누워만 있는 날도 많아 집안일이나 아이를 돌볼 수 없었습니다. 생리 출혈이 많아 생리가 끝나면 더욱 몸을 움직이지 못했습니다. 남편과도 부딪치는 일이 잦아 가정붕괴의 위기가 나날이 짙어지고 있었습니다. 세 자녀 중 둘은 등교거부를

해서 걱정이었습니다.

혈액검사 결과는 BUN 9.2, 페리틴 11이었습니다. 현저한 철·단백질 부족 상태입니다. 고단백/저당질식＋프로테인(체중의 1/2g)을 하도록 지도하고, 파키실 40mg에 페럼(철분제)을 추가했습니다. 건강보조식품으로는 Now 아이언 36mg＋비타민 B50＋비타민 C1000＋ 비타민 E400을 먹기 시작했습니다.

다음 달인 11월, 꽤 건강해져 학교나 지역 행사에 나갈 수 있었습니다. 프로테인은 철저히 챙겨먹었습니다. 비타민인 니아신 100mg×2도 복용하기 시작했습니다.

2018년 2월에 들어서 완전히 건강을 되찾고 활동적으로 움직일 수 있었습니다. 혈액검사는 BUN 21.6, 페리틴 72로 좋아졌습니다.

가정도 평화를 되찾았고 가정붕괴의 위기를 피할 수 있었습니다. 아이들에게도 비타민 건강보조식품을 먹이자 감정상태가 안정을 찾았습니다. 환자 자신도 아이들에게 공부를 가르칠 만큼 마음의 여유가 생겼습니다. 남편도 건강보조식품을 먹기 시작하면서 정서가 안정되었습니다.

니아신의 양을 늘리고 파키실을 2주마다 10mg씩 감량했습니다.

그녀는 전형적인 출산 후 철·단백질이 부족한 상태로, 프로테인＋ATP 세트(철, 비타민 B50, 비타민 C1000, 비타민 E400)로 3개월 만에 극적으로 좋아졌습니다. 생리 출혈이 많은 과다월경에는 비타민 E가 유효합니다. 단백질과 철의 수치가 좋아지는 게 뚜렷했습니다.

아마 아이들도 철·단백질 부족으로 인해 등교거부를 하지 않았을까, 추정해봅니다. 3개월간 꾸준히 건강보조식품을 먹으면 학교에 잘 다닐 수 있을 것입니다.

그 후 거의 1년이 지나 환자 본인은 10년 만에 평범하게 집안일을 할 수 있었고, 학부모회의 등의 학교행사에도 참석할 수 있었습니다.

세 아이는 프로테인을 먹었다 말았다 하는 상황인데, 이전보다는 학교에 잘 가게 되었다고 합니다.

<여성의 우울증 개선을 위한 참고량>

ATP 세트는 철＋비타민 B50＋비타민 C1000＋비타민 E400입니다.

철은 27mg×3~4정, 혹은 36mg×2~3정을 권합니다.

기본량 :

비타민 B50, 2정, 아침저녁.

비타민 C1000, 3정, 아침점심저녁.

비타민 E400, 1~2정, 아침.

(철은 밤에)

메가량 :

비타민 B50, 3~6정, 아침점심저녁.

비타민 C1000, 9~12정, 아침점심저녁(장내성 용량의

2/3 정도).

비타민 E400, 3~5정, 아침.

[치료사례] 중년에 홀로 사는 남성, 당질만 섭취

도쿄에 있는 대학을 졸업한 뒤, 공무원으로 일해온 40대 전반의 남성입니다. 독신으로 혼자 살고 있습니다. 달리기가 일과로 마라톤 대회에도 출전할 만큼 활발히 지내고 있었습니다. 그러다 2016년 1월에 우울병을 진단받았습니다.

한동안 통원 치료를 받았는데, 일을 하지 못해 휴직해야만 했습니다. 복직 훈련을 받고 열심히 노력했지만 생각처럼 잘 되지 않아 휴직 상태가 계속 이어졌습니다.

그러는 동안 주치의로부터 어떤 식사를 해야 하는지에 대한 어떤 지도도 받지 못했습니다.

2017년 3월, 도쿄에서 혼자 생활하는 게 힘들어 시골집으로 내려와 휴양하게 되었습니다.

2017년 3월에 우리 클리닉에서 초진을 받고 '잠이 얕다, 머리가 멍하다, 몸이 무겁다, 마음이 가라앉는다'고 호소했습니다. 진찰을 해보니 확연히 머리 회전이 느리고 반응이 둔했습니다. 복용 중인 약은 파키실 CR(항우울약) 25mg + 콘토민(항정신병약) 25mg + 플루니트라제팜(수면 유도제) 2mg + 렌돌민(수면유도제) 0.25mg이었습니다. 혈 액검사를 한 결과, 페리틴 56이었습니다.

치료는 고단백/저당질식 + 프로테인을 섭취하도록 지 도하고 페럼(철분제)을 먹기 시작하고, 니아신 + 비타민 B50 + 비타민 C를 먹기 시작했습니다. 니아신은 500mg 으로 시작하여 점차 양을 늘렸습니다.

6월, 페리틴 100이 되어서 페럼은 복용을 중지했습니 다. 한편 니아신은 서서히 양을 늘려 3000mg을 복용하 였습니다. 매일 계란 3개와 고기를 먹고, 철저히 프로테인 도 먹었습니다. 그 무렵부터 꽤 말을 하는데 활기가 느껴 졌습니다.

불면은 개선되어서 콘토민, 플루니트라제팜, 렌돌민 등 의 약은 멈췄습니다. 11월에는 완전히 건강해져 마라톤 연습을 2년 만에 다시 시작했습니다. 또한 복직 훈련을 받 기 위해 도쿄로 돌아간다고 하여 정신과 소개장을 건넸습 니다. 약은 파키실뿐이었습니다.

이 남성은 페리틴 56이었는데 이 수치는 남성의 경우 철 부족을 의미합니다. 남성의 경우 페리틴 100은 되어야 합니다. 혼자 생활하는 탓에 우울병이 발병하기 전에 당질만을 섭취했던 모양입니다. 철·단백질 부족을 개선하는 데 더하여 니아신을 중심으로 한 메가비타민을 실시했는데, 이것은 매우 적절한 치료입니다.

파키실은 갑자기 중단하면 금단현상을 초래하기에 복직한 뒤에 문제가 없으면 서서히 감량하다가 복용을 중지하도록 말해주었습니다. 약의 지속적인 복용에 대해서는 도쿄에서 다닐 병원의 주치의의 판단에 따르도록 했습니다. 메가비타민이나 식사 같은 영양요법에 대해서는 주치의와 상담해봤자 소용이 없기 때문에 환자가 자기책임으로 적극적으로 건강을 관리할 것을 당부했습니다.

[치료사례] 중장년의 혼자 사는 남자는 철·단백질 부족이 된다

60대 전반의 남성입니다. 오랜 세월 혼자 살았습니다. 2018년 2월, 직장 동료가 퇴직한 뒤 돌연 잠을 잘 수 없었습니다. 밤이 되면 가슴이 짓눌리는 듯하고 두근두근 뛰었습니다. 식욕이 저하되어 2주 만에 체중이 2kg이나 줄었습니다. 잠을 잘 자지 못하고 나쁜 일만 자꾸 생각해 우울증이 아닐까? 하는 생각에서 우리 클리닉을 찾아와 진료를 받았습니다.

먼저 고단백/저당질식을 섭취하도록 지도하고 제이졸로프트 50mg+도그마틸 100mg+메이락스 1mg을 처방했습니다.

1주일 뒤 재진에서 BUN 10.2, 페리틴 43이었습니다. 약 덕분에 숙면을 하고 식욕도 회복되었습니다. 그래서 프로테인 20g(60cc)×2회, 페럼(철분제)도 추가하여 복용하게 했습니다.

남성은 철 부족에 빠지는 일이 좀처럼 없는데 혼자 사는 중장년 남성은 아무래도 식생활 때문에 철이 부족합니다. 이분은 매일 라면을 먹었고 편의점 도시락만을 먹는 등, 늘 같은 것을 먹는 경향이 있었습니다. 남성으로 페리틴 50 이하는 여성의 페리틴 10 이하에 상응하는 매우 심각한 철 부족 상태를 말합니다.

또한 오랫동안 단백질이 부족한 상태가 이어지면 페럼을 먹어도 페리틴이 좀처럼 증가하지 않습니다. 프로테인을 포함한 고단백식을 꾸준히 섭취하면 3~6개월 뒤부터 페리틴이 증가하기 시작합니다.

5월이 되어 평소 생활로 돌아올 만큼 건강해졌습니다. 프로테인의 효과를 실감한 듯 매일 빠뜨리지 않고 먹고 있었습니다. 이 시점에서 메이락스는 중지했습니다.

한 달 뒤에는 모든 게 원래 모습으로 생활할 수 있었습니다. BUN 13.5, 페리틴 46이라는 결과가 나왔습니다. 제이졸로프트를 격일로 복용하여 양을 줄였습니다.

8월에는 더 이상 걱정할 필요가 없을 것 같아서 제이졸로프트, 도그마틸도 중지하고 페럼만을 처방했습니다.

[치료사례] 기립성 조절장애(OD)로 등교하지 못하던 중학생이 3개월 만에 완치되었다

중학교 2학년생 남자아이의 사례입니다.

아침에 일어날 수 없다는 고민은 대다수 사람들이 하는 고민일 것입니다. 특히 아이가 아침 일찍 일어나지 못해서 어려움을 겪는 부모님은 많습니다.

기립성 조절장애란, 사춘기에 많이 일어나는데 자율신경 기능부전의 일종입니다. 심해지면 기립성 조절장애를 계기로 일상생활의 리듬이 무너져 등교거부나 은둔형 외톨이가 될 가능성도 있습니다.

마침 사춘기에 접어든 중학교 2학년생 남자아이와 어머니가 우리 클리닉을 찾아왔습니다. 아이는 아침에 유난히 약해 어머니가 몇 번을 깨워도 일어나지 못했습니다. 간신히 일어나도 아침식사를 할 수 없었습니다. 학교에 가지 않는 날이 많아져 근처 병원에서 진찰을 받은 결과, 기립성 조절장애라는 진단이 나왔습니다.

그 다음해인 2018년 6월, 어머니가 저의 블로그 기사를 보고 우리 클리닉을 찾아왔던 것입니다. 먼저 어머니가 임신 중에 빈혈이어서 페진(철분제)의 정맥주사를 맞았던 이력이 있었다고 합니다. 철 부족이 아이에게 대물림되었을 가능성이 큽니다.

아이는 여전히 아침에 일어나지 못하고 일어설 때 현기증이 계속 있었습니다. 혈액검사를 했더니 BUN 14.1, 페리틴 22였습니다. 서둘러 고단백/저당질식＋프로테인 20g(60cc)×2를 권하고 페럼(철분제), 비타민 C1000, Now 아이언을 먹기 시작했습니다.

한 달 뒤인 7월, 프로테인을 매일 2회 꼬박꼬박 먹고 철분제, 건강보조식품도 먹었습니다. 2개월 뒤인 9월부터는 아침에 엄마가 깨워야 일어났지만 이전보다 꽤 수월하게 일어났습니다. 학교도 쉬지 않고 매일 등교했습니다. 프로테인은 매일 2회 꾸준히 먹었습니다. 단, 아침식사로 먹는 양이 여전히 적었고 일어설 때 현기증도 느껴졌습니다. 이 시점에서 BUN 17.4, 페리틴 69로 수치는 개선되어 있었습니다.

이처럼 기립성 조절장애에 대해서는 프로테인을 매일 2회 먹으면 2~3개월로 확실히 효과를 볼 수 있습니다. 기립성 조절장애가 된 아이는 식사를 굶거나 입이 짧아서 잘 먹지 않는 아이가 많고, '너무 먹어서 곤란한' 아이는 없습니다.

페리틴은 순조롭게 좋아져 3개월로 페리틴 100을 넘었고, 이 정도면 나았다고 생각합니다. 병원 진료를 받지 못해 페럼(철분제)을 먹지 못하는 사람은 Now 아이언 36mg×4정으로 대신할 수 있습니다. 페럼은 100mg이기 때문에 36mg×4정이 더 강력합니다.

미츠이시 이와오 박사는 주도적으로 자신의 건강을 관리하자는 의미에서 '건강자주관리'라는 말을 남겼습니다. 자신의 건강관리를 타인에게 맡기지 말고 스스로 알아보고 해결하자는 것입니다.

영양요법의 앤드류 소울(Andrew Saul) 박사도 'doctor yourself(당신이 당신의 의사)'라고 말합니다. 건강관리를 의사에게 맡기지 않는 것과 당신 자신이 당신의 주치의라는 것을 강조한 말입니다.

대개의 만성질환은 질적인 영양실조가 원인이기 때문에 질환에 대한 치료법은 같습니다. 그것은 '고단백/저당질식＋메가비타민＋적절한 지방산＋적절한 미네랄'입니다. 얼마만큼의 양을 섭취하면 좋은가에 대해서는 이 책에서 설명했습니다만, 사람마다 차이가 크기 때문에 직접 시도해보고 효과를 몸으로 느끼고 그때마다 수정해갈 필요가 있습니다.

왠지 몸이 묵직하고 나른하다고 느끼는 사람은 1, 2, 3장에서 설명한 식사로 개선하면 건강해질 수 있습니다. 우울병이나 만성질환으로 약물치료 중인 사람은 제4장에서 설명한 메가비타민을 지금 당장 실시해보세요. 이것으로 증상이 개선되면 복용하는 약의 양을 줄이거나 약을 중지할 수 있습니다.

영양요법에 대해서는 유감스럽게도 일반 의사에게 상담해도 잘 알지 못합니다. '그런 것은 의미 없다'거나 '철의 과잉섭취를 주의해야 한다'라는 말을 듣고 영양요법을 실시하는 우리 클리닉을 찾아 먼 길을 오는 환자들이 있습니다. 의대에서 '요즘처럼 잘 먹는 시대에 영양실조는 존재하지 않는다. 만성질환의 원인은 분명하지 않다', 즉 '치유방법이 없다, 따라서 대증요법만이 방법이다'는 것밖에 가르치지 않기 때문입니다.

병의 예방이나 개선은 당신 자신이 영양 상태를 돌아보는 것에서 시작됩니다. 이제 실행만이 남았습니다.

| 참고문헌

- 미츠이시 이와오 〈건강자주관리 시스템 1~5〉
- 미츠이시 이와오 〈전업적 1~27〉
- Abram Hoffer, Andrew W. Saul: Orthomolecular Medicine for Everyone: Megavitamin Therapeutics for Families and Physicians.
- Helen Saul Case: Orthomolecular Nutrition for Everyone: Megavitamins and Your Best Health Ever.
- Abram Hoffer, Andrew W. Saul, Harold D. Foster: Niacin: The Real Story; Learn About the Wonderful Healing Properties of Niacin.
- Steve Hickey, Andrew W. Saul: Vitamin C: The Real Story: The Remarkable and Controversial Healing Factor.
- Michael J. Gonzalez, Jorge R. Miranda-Massari, Andrew W. Saul: I Have Cancer: What Should

I Do?: Your Orthomolecular Guide for Cancer Management.

• Andrew W. Saul: Orthomolecular Treatment of Chronic Disease: 65 Experts on Therapeutic and Preventive Nutrition.

• Andrew W. Saul: Doctor Yourself: Natural Healing That Works.

우울의 영양학

우울을 지우는 마법의 식사

초판 1쇄 인쇄 | 2019년 12월 24일
초판 1쇄 발행 | 2019년 12월 30일

지은이 | 후지카와 도쿠미
옮긴이 | 박재현
펴낸곳 | 레드스톤

출판등록 | 2015년 3월 19일 제 2015-000080호
주소 | 경기도 고양시 일산동구 호수로 672, 대우메종리브르 611호
전화 | 070-7569-1490
팩스 | 02-6455-0285
이메일 | redstonekorea@gmail.com

ISBN 979-11-88077-33-5 13510